改訂

認知症の人の心理と対応

著 小林 敏子（特別養護老人ホーム育徳園）
　福永 知子（大阪大学大学院医学系研究科精神医学教室）

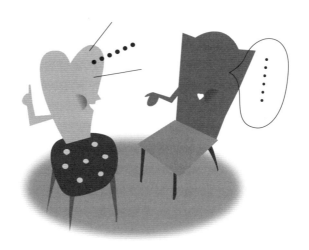

株式会社 ワールドプランニング

まえがき

　認知症の人のケアにあたっては，家族介護者も施設のケアワーカーやヘルパーの方々も認知症の人がどのような世界に住み，どのような不自由や不安を感じながら日々過ごされているかを推し量って対応することが望まれます．

　認知症の人にみられる状態像には，認知症の原因となる脳の疾患の種類や病期，その人の生きざまなどが強く反映されます．そのため，ある認知症の人のケアに有用なケアの仕方が必ずしも他の方のケアに有用であるとは限りませんが，共通にみられる状態像も多く，ある人のケアの仕方からそれぞれの人に合った方法を引き出す手がかりを見いだすことができます．

　本書は医療と福祉の現場で，認知症の初期から亡くなられるまでの長い期間を共に歩むことができた筆者らが，多くの症例を通じて教えられたことをまとめたものです．認知症のケアをむずかしいものとする行動・心理症状とそれらへの対応の仕方について，多くのページを割きました．また，認知症の進行とともにみられる病態像の変化や介護にあたっている人びとの思いについて記述するとともに，的確なアセスメントに有用な心理テストおよび精神機能評価尺度などの解説にも多くのページを使用しました．

　いまや認知症は一般的なものとなり，認知症の人に接するとき，その人の生き方を知り，病態をしっかりと把握して，認知症を発症されてからの不安や混乱にどのように対応したらその人の望む生活や穏やかな時

間がもてるようになるかをケアにあたっている人たちと共に考えていきたいと思います．老いを迎える時には認知症になった場合，どのような介護，死の迎え方を望むかについても考えていかなければいけないと思います．そして，認知症の人が安心して生を全うできるよう，介護者にゆとりがもてるようなさらなる社会的サービスの充実が必須であると強く感じています．

　1980年代半ばより，認知症のケアについて社会問題として取り上げられることが多くなってきました．認知症ケアの大変さがいわれるなか，核家族化と長寿化が加わり，家族だけでは担えるものではなくなってきたためでした．各市町村では高齢者介護問題に重点的に取り組み，1990年にはゴールドプランを，1995年には新ゴールドプランをたて，介護サービスの提供に力を入れてきました．2000年には介護保険制度が施行され，社会的な支援策がかなり充実してきましたが，解決にいたらない課題がなお多くみられます．

　2004年12月にはその呼称が「痴呆」から「認知症」へと変更され，認知症の人への偏見も少なくなりました．認知症の人とその家族，その人びとを支える地域の人たちの活動などにより，しだいに認知症への理解もなされてきています．2015年1月には新オレンジプランも出され，国も認知症対策を重点課題として取り組む姿勢をみせてきていますが，認知症の病期は10数年余りと長期にわたるため，認知症の人にとっても介護者にとっても非常に辛い時期が長期間あります．本書が認知症のより深い理解と適切なケアの提供にお役にたつことを心より願っております．

2015年12月

小林敏子，福永知子

目　次

まえがき ……………………………………………………………… 3

第1章　正常加齢にみられる高齢者の心理 …………………… 11

Ⅰ．高齢者にみられる心身の変化 ……………………………… 13
　　長寿と老化　　13
　　老いの自覚と老いの受入れ　　14

Ⅱ．初老期，高齢期にみられる心理特性 ……………………… 16
　　初老期にみられる心理特性　　16
　　高齢期にみられる心理特性　　17

第2章　認知症の人にみられる一般的特性 …………………… 21

Ⅰ．認知症の診断基準と種類 …………………………………… 23
　　認知症とは　　23
　　認知症の種類　　23
　　認知症高齢者の有病率とその数　　29
　　認知症に対する治療と働きかけ　　30

Ⅱ．認知症の人にみられる認知機能障害と
　　日常生活機能の障害 ………………………………………… 35
　　認知機能障害と日常生活機能の障害　　35

1）認知機能障害　　35
　　　2）日常生活機能の障害　　36
　　認知症の経過　　37
　　【症例1】　　39
　Ⅲ．認知症の人にみられる感情障害と意欲障害⋯⋯⋯⋯⋯⋯⋯ 43
　　感情の障害　　43
　　意欲の障害　　44
　Ⅳ．認知症の人にみられる性格変化⋯⋯⋯⋯⋯⋯⋯⋯⋯⋯⋯⋯ 46

第3章　認知症の人にみられる行動・心理症状とその対応⋯⋯⋯⋯⋯⋯⋯⋯⋯⋯⋯⋯⋯⋯⋯⋯⋯⋯⋯⋯⋯ 49

　Ⅰ．認知症の経過と随伴する行動・心理症状（BPSD）⋯⋯⋯ 51
　　行動・心理症状（BPSD）がみられるのはどのような場合か　　51
　　行動・心理症状を呈する認知症の人の心理的背景　　53
　Ⅱ．種々の行動・心理症状への対応⋯⋯⋯⋯⋯⋯⋯⋯⋯⋯⋯⋯ 55
　　抑うつ状態　　55
　　　1）認知症の人にみられる抑うつ状態の特徴　　55
　　　2）抑うつ状態への対応　　57
　　心気症状　　58
　　　1）認知症の初期にみられやすい心気的訴え　　58
　　　2）心気症状への対応　　61
　　妄　想　　62
　　　1）被害妄想；とくに物盗られ妄想とその対応　　62
　　　2）嫉妬妄想；夫婦間の嫉妬妄想とその対応　　65
　　せん妄　　70

1）せん妄のタイプと経過　　71
　　　2）せん妄への対応　　73
　幻　覚　75
　睡眠障害・昼夜逆転　　76
　徘　徊　78
　失禁と不潔行為　　80
　　　1）血管性認知症にみられる失禁の特徴とその対応　　81
　　　2）アルツハイマー型認知症にみられる失禁の特徴とその対応　　83
　　　3）施設における失禁対策の試み　　84
　大声・興奮・暴力行為など　　86
　その他の行動障害と危険な行為とその対応　　86

第4章　認知症の人の介護はどこでどのようにされるのが望ましいか　　91

Ⅰ．在宅介護への支援　　93
　在宅介護はどこまで可能か　　93
　認知症の人を在宅介護している介護者の心理と
　高齢者への思い　　104
　　【症例1】　　105
　　【症例2】　　108
　在宅介護への支援はどこに重点をおいたらよいか　　114
　家族への支援　　119
　認知症の人のターミナルケア　　124

Ⅱ．施設での認知症の人への対応と支援のあり方　　127
　入所施設での対応と支援のあり方　　127

　　　　1）認知症専用フロアと混合処遇フロアでの介護上の
　　　　　問題点　**128**
　　　　2）対応の仕方で穏やかになっていく認知症高齢者　**130**
　　　　3）施設でつくられる新しい家族関係　**132**
　　　　4）施設での対応がむずかしい例　**133**
　　　　5）医療とのかかわりをどうするか　**134**
　　長い経過とその後に訪れる寝たきりの状態に
　　どう対応するか　**137**
　　　　1）認知症の末期には寝たきりの状態が合併する　**137**
　　　　2）施設におけるターミナルケアをどうしたらよいか　**137**
Ⅲ．認知症の人の人権
　　認知症の人の意思決定はどこまで可能か　**138**
　　　　1）財産の自己管理ができなくなったとき　**138**
　　　　2）住む場所の選択や遺言に認知症の人の意思尊重はどこまで
　　　　　可能か　**139**
　　　　【症例1】　**140**
　　高齢者虐待をどう防ぐか　**142**
　　　　1）在宅介護における高齢者虐待　**142**
　　　　【症例2】　**144**
　　　　2）施設介護における高齢者虐待　**145**
　　　　3）介護者の人権を考える　**147**
　　　　【症例3】　**148**

第5章　認知症の人のケアプランのたて方　　**151**

　Ⅰ．認知症の人をどうとらえるか　　**153**

高齢者アセスメント表：Minimum Data Set（MDS）　154
　　　パーソン・センタード・ケアと DCM（認知症ケアマッピング：Dementia Care Mapping 法）　154
　　　センター方式 03 版認知症高齢者用ケアマネジメントシートパック　157
　Ⅱ．ケアを困難にしている要因と改善可能な状態像の検討……158
　Ⅲ．なにを大切にして支援をするか………………………………160

第6章　高齢者の心理テスト………………………………………163

　Ⅰ．心理テストのおもな目的………………………………………165
　Ⅱ．心理テスト実施時の留意点……………………………………166
　　　1）実施時期とテスト・バッテリー　166
　　　2）全身状態，意識状態，感覚機能への配慮　166
　　　3）気分や意欲への配慮　167
　　　4）仮性認知症と真性認知症とを見誤らないようにする　167
　　　5）高齢者への配慮　167
　Ⅲ．高齢者用心理テストの種類……………………………………168
　Ⅳ．高齢者用知能テスト……………………………………………169
　　　改訂長谷川式簡易知能評価スケール（HDS-R）　170
　　　Mini-Mental State Examination（MMSE）　170
　　　N 式精神機能検査（Nishimura Dementia Test；ND Test）　173
　Ⅴ．臨床観察による評価法…………………………………………178
　　　Clinical Dementia Rating（CDR）　178
　　　Functional Assessment Staging（FAST）　178

NM スケールおよび N-ADL　　181
　　　　1）NM スケール（N 式高齢者用精神状態評価尺度）　　181
　　　　2）N-ADL（N 式高齢者用日常生活動作能力評価尺度）　　188
　Ⅵ．性格テスト--189
　　質問紙法の性格テスト　　189
　　　　1）Geriatric Depression Scale（GDS）　　190
　　投影法の性格テスト　　190
　　　　1）ロールシャッハ・テスト（Rorschach Test）　　191
　　　　2）Thematic Apperception Test（TAT；絵画統覚検査）　　194
　　　　3）バウムテスト（Baum Test）　　195
あとがき---207

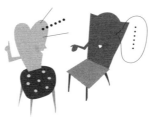

|第**1**章|
正常加齢にみられる高齢者の心理

I. 高齢者にみられる心身の変化

長寿と老化

　健康で長寿というと一般的には非常に喜ばしいこととしてとらえているが，高齢者になること，あるいは老化という現実的な現象を受け入れることには，強い拒否あるいは抵抗を感じる人が多い．しかし，長寿を全うするということは，とりもなおさず老化現象を上手に受け入れ，そのあとにやってくる死を自然に受け入れることであると考えられる．

　老化を細胞レベルでみると，細胞の萎縮・変性・水分含有量の減少と細胞数の減少としてとらえることができる．老化を全般的にみると，発育が完成し，完熟したあとに起こる身体の各機能の衰退や低下としてとらえられる．老化には個人差がかなりみられ，長寿を全うするには老化を避けて通ることはできない．

　精神機能の老化は，身体機能や生殖機能の老化に比べるとはるかに遅い時期に始まり，進行の速度は比較的ゆるやかであるといわれている（図1-1）．一方，生涯を発達し続けるものととらえ，高齢期は人生の完

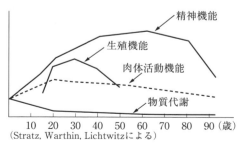

(Stratz, Warthin, Lichtwitzによる)

図1-1　一般機能の老化と精神機能の変化

成の時期，自己実現の達成の時期であり，衰退の時期ではないとの考え方もある．しかし，90歳前後になると，どのような人でも種々の身体機能の衰退の影響が精神機能にまで及んでくる．

　これらから健康で長寿を全うするということは，種々の身体機能の老化が比較的ゆるやかに起こることで，日常生活に苦痛を与えず，本人に受け入れられ，精神機能の老化が少ない場合を指し，その場合の長寿全うの仕方はその人の生涯を通じての生き方や性格におおいに左右されるものと考えられる．

老いの自覚と老いの受入れ

　高齢期はいちおう65歳以降の年代を指し，75歳未満を前期高齢期（young old），75歳以上を後期高齢期（old old）とよんでいる．また65歳以前は初老期とよぶが（図1-2），自分が老いたと感じる年齢にはかなりの個人差がみられる．

　老いを身近に感じるようになるのは，年齢とともに進む外見上の衰え（白髪の増加や顔の皺など）に身体的な老化現象（老眼や体力の低下など）や精神機能の衰え（人の名前や固有名詞が思い出しにくい，新しいことが覚えにくい）が加わったときである．このような兆候は40歳代後半から50歳代にかけて出現する．しかし，一般的にはこの年代はまだ課せられた仕事が多くあるために，老いを感じる人はわずかであると思われる．

　老いの受入れがなされるのは，身体機能や精神機能の衰えを自覚し，社会的にも役割が縮小，変更し，人生の完熟をめざすようになったときが多く，現在では，65歳以降，80歳代の前半にかけてみられる場合が多い．

Ⅰ. 高齢者にみられる心身の変化

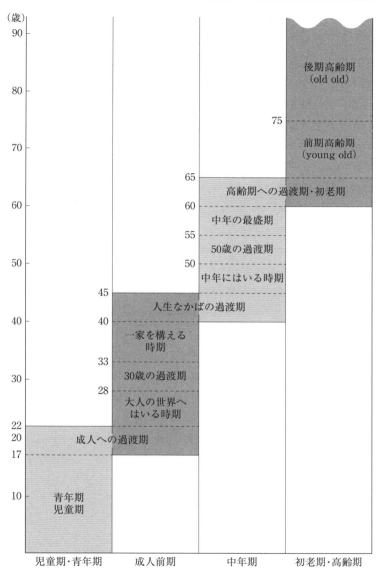

(Levinson D, 南 博訳：人生の四季；中年をいかに生きるか. 講談社, 1980 より一部改変)

図 1-2 成人期と高齢期の年齢区分

老いの自覚と老いの受入れの間にはかなりの時間的なギャップがみられ，この期間に上手に老いの受入れの準備ができる人は老いをうまく迎えうるが，それがうまくできない場合には，うつ病や心身症などの精神的・身体的不調で悩むことが多い．

II．初老期，高齢期にみられる心理特性

初老期にみられる心理特性

前項でも記述したように，心身の衰えを自覚するようになるのは40歳代の後半から50歳代にかけてであり，この時期は，体力的に無理ができなくなり，成人病の症状が表面化しやすい．また，職場の変更や子どもの成長などにより，役割の喪失を体験することも多くなる．

男性では，動脈硬化やその他の心身の機能の衰えにより，体力の低下や倦怠感，頭重感，眼精疲労などを感じ，職場でのストレスに悩まされたり，また，定年をまえにしてうつ状態や不安状態に陥る人もみられる．さらにアルコール依存や夫婦間不和，自殺などの危機にみまわれる可能性も含んでいる．

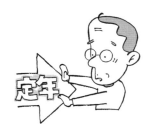

女性では，閉経期を迎え，のぼせ感や肩こり，頭重感，しびれ感などを訴える人が多い．自分の人生に虚しさを感じ，抑うつ気分や焦燥感，睡眠障害に悩まされる人も増加する．うつ病，不安神経症，アルコール依存症，心身症などが発症しやすい時期でもある．

しかし，大部分の人は初老期のこのような時期を上手にきりぬけ，仕事や趣味に生きがいを見いだし，自然に老いを受け入れる準備の期間として過ごすようになる．

高齢期にみられる心理特性

高齢期は人生の最後の時期であり，種々の喪失を体験する．心身の機能の衰えは精神機能よりも身体機能のほうに強く出現しやすいため，気持ちは若いが身体がいうことをきかないことで老いを感じ，いろいろと悩むことが多くなる．高齢期の悩みや特性としては次のようなものがあげられる．

①健康の喪失に対しての不安
②障害をもち，介護を要するようになることへの不安
③伴侶や子どもなど親しい人との別れによりもたらされる寂しさ
④生きがいの喪失や経済的不安
⑤死に対する恐怖，残された生命の時間が短くなっていくことに対する不安
⑥孤独
⑦保守的・自己中心的性格変化
⑧精神活動機能の低下，適応力の低下，許容量の低下など

心身の老化がバランスよく進み，しかもその程度がゆるやかで，環境条件がその人の要求水準にみあえば，必ずしもこのような不安感や孤独

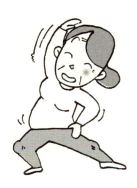

に悩まされることはない．余裕をもって日々泰然と過ごされるそのような高齢者も多くみられる．しかし，余裕をもって高齢期を豊かに過ごすためには，次に掲げるようないくつかの条件が満たされることが望ましい．

　①若いころから培われた自立心と日常生活における身辺自立
　②老いを受け入れるゆとりと過去の生活に対する満足感
　③衰えを自覚しながらも満足のできる心身の健康感
　④いままでの生活水準を維持していくに足る経済的保障
　⑤支え合え，話し合える家族や友人の存在
　⑥生きがいの存在と日々の生活に喜びを見いだす習慣
　⑦愛情を注ぐ対象の存在
　⑧性格の柔軟性と適応性
　⑨死を迎えるにあたっての準備がなされていること

　高齢期を幸せに過ごせるかどうかは，その人が今までどのように生活してきたか，自分と他者をいたわってきたか，自立した日常生活習慣をもっていたかにかかっている．また，老いの準備が多少ともなされてい

たかどうかにかかっているといっても過言ではない．高齢期は壮年期に比べて，環境の変化や心理的ショックに対して動揺をきたしやすい．とくに脳に器質的障害をもつ認知症高齢者では種々の精神症状を呈するが，これは過去から現在にいたる生活態度や性格，周囲の環境がそれぞれの例で異なるためと考えられる．

参考文献
1) Davinson D（南　博訳）：人生の四季；中年をいかに生きるか．講談社（1980）．
2) 小林敏子：痴呆性老人の心理．（小室豊允編）痴呆性老人の介護，中央法規出版（1989）．
3) 三好功峰：血管性痴呆の診断基準．老年精神医学雑誌，5：1437-1442（1994）．
4) 村上元孝（監）：新老年病学．南江堂（1984）．
5) Simone de Beauvior（朝吹三吉訳）：老い（上・下巻）．人文書院（2013）．

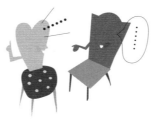

第2章
認知症の人にみられる一般的特性

I. 認知症の診断基準と種類

認知症とは

　一度発達した精神機能が器質的障害により病的に低下した状態を認知症といい，その中核症状としては，記憶の障害，見当識の障害，計算力の低下，了解力や判断力の低下などがあげられる．このような精神機能の障害のため，症状の進行とともに日常生活を自立して行えなくなり，人によっては妄想や幻覚，せん妄，抑うつ，焦燥，興奮，睡眠障害，夜間不穏などの精神症状が随伴したり，徘徊や暴力行為，失禁，弄便，失行などの行動障害がみられる．また，感情の障害や意欲の障害もみられる．

　認知症の診断基準としては従来，表2-1に示す"DSM-Ⅲ-R"が繁用されたが，アメリカ精神医学会は2013年5月にDSM-Ⅳを発表し，さらに2013年5月にDSM-5が発表され，「認知症健忘症障害」という疾患概念が削除されて，「神経認知障害」としてまとめられた（表2-2, 2-3）．

認知症の種類

　初老期や高齢期には記憶力の低下や計算力の低下が認められるが，それは生理的現象であって病的な精神機能の低下とは異なる．病的な精神機能の低下を引き起こす原因としては，表2-4に示すような種々の疾患があげられる．それらの原因疾患を大きく分類すると，脳実質の一次的病変による認知症と他の疾患に続発する認知症とに分けられる．前者の代表的なものがアルツハイマー型認知症であり，後者の代表的なものが血管性認知症である．

表 2-1 DSM-Ⅲ-R による認知症の診断基準（APA, 1987）

A．短期および長期記憶の障害の証拠が明瞭である
B．以下のうち少なくとも 1 項目がある
　（1）抽象的思考の障害：関連語の類似点や相違点を見いだす能力低下，単語の定義や概念を述べることが困難
　（2）判断力の障害：対人的，家族的，職業的問題や事項を処理するための合理的計画を立てることができない
　（3）その他の高次大脳皮質機能障害：失語（脳機能障害による言語障害），失行（理解力および運動機能が正常であるにもかかわらず動作を遂行することができない），失認（感覚機能が損なわれていないにもかかわらず，対象の認知あるいは同定ができない）など
　（4）人格変化：病前の性格傾向の変化または強調
C．A および B の障害は，仕事，日常の社会的活動，または他者との人間関係を著しく障害している
D．せん妄の経過中のみに起こるものではない
E．（1）または（2）：
　（1）病歴，身体的診察，検査所見から認知症の原因となる器質性障害が存在することが明らかである
　（2）器質性障害であることの明確な証明はないが，器質性障害以外の状態が除外され，種々の認知障害による行動の変化が認められることから，症状発現の原因となる器質性因子の存在が推測される

表 2-2 血管性認知症（DSM-5）または血管性軽度認知障害（DSM-5）の診断基準[1]

A．認知症または軽度認知障害の基準を満たす．
B．臨床的特徴が以下のどちらかによって示唆されるような血管性の病因に合致している：
　（1）認知欠損の発症が 1 回以上の脳血管性発作と時間的に関係している
　（2）認知機能低下が複雑性注意（処理速度も含む）および前頭葉性実行機能で顕著である証拠がある
C．病歴，身体診察，および／または神経認知欠損を十分に説明できると考えられる神経画像所見から，脳血管障害の存在を示す証拠がある
D．その症状は，他の脳疾患や全身性疾患ではうまく説明されない
　確実な血管性神経認知障害は以下の 1 つがしあれば診断される．そうでなければ疑いのある血管性神経認知障害と診断すべきである：
　（1）臨床的基準が脳血管性疾患によるはっきりとした脳実質の損傷を示す神経画像の証拠によって支持される（神経画像による支持）
　（2）神経認知症候群が 1 回以上の記録のある脳血管性発作と時間的に関係がある
　（3）臨床的にも遺伝的にも〔例：皮質下梗塞と白質脳症を伴う常染色体優性遺伝性脳動脈症（CADASIL）〕脳血管性疾患の証拠がある
　疑いのある血管性神経認知障害は，臨床的基準には合致するが神経画像が得られず，神経認知症候群と 1 回以上の脳血管性発作との時間的な関連が確証できない場合に診断される．

（日本精神神経学会日本語版用語監修，髙橋三郎，大野　裕監訳，染矢俊幸，神庭重信，尾崎紀夫，三村　將ほか訳：DSM-5® 精神疾患の診断・統計マニュアル．612-613，医学書院，東京，2014）

表 2-3 アルツハイマー病による認知症（DSM-5）またはアルツハイマー病による軽度認知障害（DSM-5）の診断基準[2]

A．認知症または軽度認知障害の基準を満たす
B．1つまたはそれ以上の認知領域で，障害は潜行性に発症し緩徐に進行する（認知症では，少なくとも2つの領域が障害されなければならない）
C．以下の確実なまたは疑いのあるアルツハイマー病の基準を満たす：
　認知症について：
　確実なアルツハイマー病は，以下のどちらかを満たしたときに診断されるべきである．そうでなければ疑いのあるアルツハイマー病と診断されるべきである．
　（1）家族歴または遺伝子検査から，アルツハイマー病の原因となる遺伝子変異の証拠がある
　（2）以下の3つすべてが存在している：
　　（a）記憶，学習，および少なくとも1つの他の認知領域の低下の証拠が明らかである（詳細な病歴または連続的な神経心理学的検査に基づいた）
　　（b）着実に進行性で緩徐な認知機能低下があって，安定状態が続くことはない
　　（c）混合性の病因の証拠がない（すなわち，他の神経変性または脳血管疾患がない，または認知の低下をもたらす可能性のある他の神経疾患，精神疾患，または全身性疾患がない）
　軽度認知障害について：
　確実なアルツハイマー病は，遺伝子検査または家族歴のいずれで，アルツハイマー病の原因となる遺伝子変異の証拠があれば診断される．
　疑いのあるアルツハイマー病は，遺伝子検査または家族歴のいずれにもアルツハイマー病の原因となる遺伝子変異の証拠がなく，以下の3つすべてが存在している場合に診断される．
　（1）記憶および学習が低下している明らかな証拠がある
　（2）着実に進行性で緩徐な認知機能低下があって，安定状態が続くことはない
　（3）混合性の病因の証拠がない（すなわち，他の神経変性または脳血管疾患がない，または認知の低下をもたらす可能性のある別の神経疾患，全身性疾患または病態がない）
D．障害は脳血管疾患，他の神経変性疾患，物質の影響，その他の精神疾患，神経疾患，または全身性疾患ではうまく説明されない

（日本精神神経学会日本語版用語監修，髙橋三郎，大野　裕監訳，染矢俊幸，神庭重信，尾崎紀夫，三村　將ほか訳：DSM-5® 精神疾患の診断・統計マニュアル．602-603，医学書院，東京，2014）

表 2-4 初老期から高齢期にかけて認知症を示すおもな疾患

1．脳血管障害：脳梗塞，脳出血，くも膜下出血，多発性脳梗塞
2．脳変性疾患：アルツハイマー病，レビー小体病，前頭側頭型認知症（ピック病），ハンチントン舞踏病，進行性核上麻痺
3．脳腫瘍，慢性硬膜下血腫，正常圧水頭症，頭部外傷
4．感染性疾患：進行麻痺（梅毒），クロイツフェルト－ヤコブ病，脳炎，髄膜炎，エイズ
5．慢性アルコール中毒，鉛中毒，水銀中毒
6．酸素欠乏症：CO中毒，貧血，心不全，慢性肺疾患
7．代謝性・内分泌性：ビタミン B_{12} 欠乏症，葉酸欠乏，甲状腺機能低下症，低血糖症，低ナトリウム血症，肝不全，ウィルソン病など

表 2-5 ハッチンスキーの虚血スコア

特　徴	点　数
急速に起こる	2
段階的悪化	1
動揺性の経過	2
夜間せん妄	1
人格保持	1
抑うつ	1
身体的訴え	1
感情失禁	1
高血圧の既往	1
脳卒中の既往	2
動脈硬化合併の証拠	1
局所神経症状	2
局所神経学的徴候	2

血管性認知症：7点以上，変性疾患性認知症：4点以下

　アルツハイマー型認知症と血管性認知症の鑑別診断は発病にいたる経過や既往歴，臨床所見，CT スキャンや MRI，心理検査などの結果を参考にして行われるが，表 2-5 に示すハッチンスキー（Hachinski）の虚血スコアも参考となる．また，表 2-6 に示すアルツハイマー病の臨床診断基準や，表 2-7 に示す WHO による血管性認知症の診断基準も参考にされることが多い．

　アルツハイマー型認知症は 65 歳以前に発病する若年発症型と 65 歳以後に発病する晩期発症型とに分けられるが，いずれも徐々に進行し，10 数年から 20 年近くの経過をたどる．

　組織学的特徴として，脳に β アミロイド蛋白という異常な蛋白よりなる老人斑が多く出現し，神経原線維変化がみられ，神経細胞の萎縮がみられる．発病の仮説としてはアミロイド・カスケード仮説があり，何ら

表 2-6　NINCDS-ADRDA 研究班によるアルツハイマー病の臨床診断基準（抜粋）

（1）Probable AD 　●臨床検査・知能検査で認知症があり，神経精神医学的検査で確認されていること 　●認識機能の 2 つまたはそれ以上の領域で欠陥があること 　●記憶および他の認識機能の進行性悪化 　●意識障害がないこと 　●起始は 40〜90 歳で 65 歳以後に最も多い 　●記憶や認識機能を進行性に悪化させるような全身疾患や他の脳疾患がないこと
（2）Probable AD の診断を支持する所見 　●失語，失行，失認のような特殊な認識機能が進行性に障害されること 　●日常生活動作（ADL）の障害と行動異常 　●家族歴に同様の疾患がある．とくに神経病理学的に確診されている場合．また，検査所見は髄液所見正常，脳波は正常か徐波活動の増加などの非特異的な所見を示すこと．CT で脳萎縮があり，経過からみてその萎縮が進行していること
（3）AD 以外の認知症の原因を除外したうえで，Probable AD の診断に合致する他の臨床的特徴 　●疾患の進行がある段階で停止する 　●うつ状態，不眠，失禁，妄想，錯覚，幻覚，言語・情緒・身体活動の暴発，性的異常，体重減少 　●進行例で痙攣をみる 　●一部の症例，とくに進行例では，筋トーヌスの亢進，ミオクローヌス，または歩行障害をみる 　●年齢の割には，CT 所見は正常である
（4）Probable AD の診断が妥当でないことを示す所見 　●急激な卒中様発症 　●片麻痺，知覚脱失，視野欠損や共同運動障害が初期からみられること 　●起始時またはきわめて初期に痙攣や歩行障害があること

（亀山　訳）

かの遺伝子変異により，老化やその他の要因が加わって β アミロイド蛋白が蓄積され，過剰リン酸蛋白ができて，神経細胞死が起こるとされている．

表 2-7 ICD-10-DCR における血管性認知症の診断基準（WHO, 1993）

認知症が認められる	I．認知症の全般基準 　1．1）新しい情報の学習における著しい記憶力の減退，重症のときには，過去に得た情報の追想も影響される 　　　2）認知能力の減退（計画・組織化・一般的情報処理などの能力） 　2．意識障害を認めない 　3．次のうち1項目以上を認める 　　　（1）情緒的不安定性 　　　（2）易刺激性 　　　（3）無関心 　　　（4）社会的行動における粗雑さ 　4．1の症状が6か月持続する，それまでは仮診断 II．高次脳機能の障害の不均一さ
局所的脳損傷が存在する	III．次のうち少なくとも1つを満たす 　1）一側上・下肢の痙性脱力 　2）一側性の腱反射の亢進 　3）伸筋足底反応 　4）仮性球麻痺
認知症と関連のある脳血管障害が存在する	IV．認知症と関連のある脳血管障害
意識障害ではない	上記 I-2

（三好功峰：血管性痴呆の診断基準．老年精神医学雑誌，5：1438，1994 より）

　血管性認知症は脳の循環障害が進行してその領域の組織が障害され，機能がおかされて発症する認知症であるために，症状や進行の経過が一様でない特徴がある．また，日により，あるいは時間によって症状に変動があり（日内変動），まだら認知症とよばれることもある．認知症の症状は治療により一時的に改善されることもあるが，長い経過でみると階段的に進行することが多い．

　その他の認知症には，脳外科の治療の対象となる慢性硬膜下血腫や正

表 2-8 認知症高齢者の有病率（平成 22 年，全国）

	65〜69 歳	70〜74	75〜79	80〜84	85〜89	90〜94	95 歳以上
男性	2.8%	4.9%	11.7%	16.8%	35.0%	49.0%	50.6%
女性	3.8	3.9	14.4	24.2	43.0	65.1	83.7
合計	2.9	4.1	13.6	21.8	41.4	61.0	79.6

朝田隆ほか：都市部における認知症有病率と認知症の生活機能障害への対応，平成 23 年度〜平成 24 年度総合研究報告書（厚生労働科学研究費補助金認知症対策総合研究事業）2013, 3, p72

　常圧水頭症，脳腫瘍などによって起こる認知症，いわゆる治療可能な認知症（treatable dementia）が含まれる．また，内科的治療の対象となる内分泌疾患や感染症，中毒性のものなどもある．これらの認知症は初期に正しい診断がなされ，適切な治療が行われれば症状は改善する．心理テストやその他の検査によって認知症の鑑別診断を行い，適切な治療や介護のあり方を検討することが重要である．

　高齢期には身体疾患や心理的侵襲に際して一過性に認知症のような症状を示すことがある（仮性認知症）．急性の感染症に罹患して発熱や脱水状態になったとき，また手術のあとなどにみられやすい．うつ状態のときや，心因性反応としても認知症に似た状態を呈する．これらの仮性認知症との鑑別のためにも，早期の診断，適切な治療が必要である．

認知症高齢者の有病率とその数

　認知症高齢者の有病率は 2010 年（平成 22 年）の厚生省の資料によると，65 歳以上人口の 15％であり，高齢になるほど高くなっている（表 2-8）．

　病型別にみると，わが国ではアルツハイマー型認知症が最も多く，認

知症の5～6割，次いで血管性認知症が2～3割を占めるといわれている．両者およびその混合型認知症を含めると認知症のおよそ8～9割を占める（1990年以前には日本では血管性認知症が多くみられていた）．欧米では1990年以前からアルツハイマー型認知症が高齢期の認知症の多くを占めているといわれている．わが国においても後期高齢者の増加やライフスタイルの変化によって，アルツハイマー型認知症が増加している．

認知症高齢者の実数は2010年の推計で約280万人であり，2012年の推計で462万人であった．認知症高齢者の数は後期高齢者の増加とともに今後も増加し続け，2025年には700万人を超えると推計されている（図2-1）．

認知症に対する治療と働きかけ

　認知症の中核症状である認知機能障害に対しての治療効果が期待されるのは，前述した脳外科の対象となる慢性硬膜下血腫や，正常圧水頭症，脳腫瘍など，および内科的疾患である内分泌疾患や感染症，中毒性疾患，貧血などによってみられる認知症の場合である．このような場合には早期診断・早期治療が功を奏するが，これらが認知症に占める割合は低い．

　認知症のなかで出現率の高いアルツハイマー型認知症および血管性認知症においては，認知症の中核症状である認知機能障害，なかでも記憶障害や見当識障害，計算力の障害などを改善することはなかなかむずかしい．しかし，血管性認知症においては，年齢が低ければ（82，83歳以前）薬物が有効な場合がかなりある．

　認知症に対する治療あるいは働きかけの基本は，次に示すとおりである．

I. 認知症の診断基準と種類　31

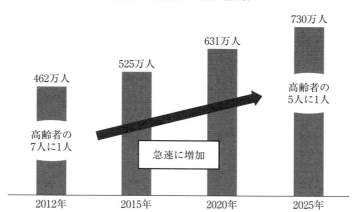

※出所：厚生労働省「日本における認知症の高齢者人口の将来推計に関する研究（平成26年度厚生労働科学研究費補助金特別研究事業九州大学二宮教授）による速報値」

図 2-1　認知症の高齢者人口の将来推計に関する研究速報値
※各年齢の認知症有病率が上昇する場合の将来推計

①認知機能障害に対する治療と働きかけ

　アルツハイマー型認知症に対しては，日本ではアルツハイマー型認知症治療薬として3種のコリンエステラーゼ阻害薬（アリセプト®（1999年11月～），レミニール®（2011年～），Tクセロン®パッチ，リバスタッチ®パッチ（2011年～）およびメマリー®（2011年～）が使われている．コリンエステラーゼ阻害薬はいずれも軽度～中等度のアルツハイマー型認知症の認知症状の進行抑制に多少効果がみられる場合があるとされている．メマリー®は中等度～重度のアルツハイマー型認知症症状の進行抑制に多少効果があるとされてい

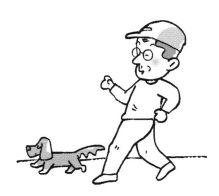

る．しかし，いずれの薬剤も効果は僅かであり，場合によっては副作用がみられる場合があるので注意を要する．血管性認知症では脳循環改善薬や脳代謝改善薬が功を奏する．また，脳の代謝を活発にするような働きかけを行い，生きがいを持ち続け，生きる喜びを感じ続けられるよう努める．

②行動・心理症状（BPSD）に対する治療と働きかけ

その人にあった生活のリズムを大切にし，規則正しい日常生活を送れるように援助したり，生活環境や家族の対応の仕方などに工夫をこらし，その人の欲求をできるだけ満たすよう試みる．

認知症の人の多くは自分の身体の不調を自ら訴えることがむずかしい．したがって，周囲の人が気をつけて早めに対応し，身体の状況を良好に保つように努めることが重要である．行動・心理症状はその人がいまどのような心理状態にいるかを示唆してくれる．不眠やせん妄などは精神科的治療で改善されることも多いので，受診がすすめられる．

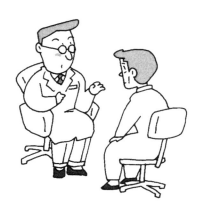

③残存能力の維持

　良好な生活環境を維持し，その人が好きな手作業をしたり音楽を聴くなど，心豊かな生活ができるような環境を整える．また，身体的機能の維持のために運動やリハビリテーションを行うよう指導する．

④その人に適した環境調整

　衣・食・住のすべてに関して注意をはらい，その人に適した環境を整える．さらに，家族はもちろん，友人などとのよいかかわりを保つように努める．

⑤合併症の予防

　認知症の人は風邪をこじらせて肺炎になったり，転倒して骨折を起こしやすい．全身状態の悪化を契機に認知症が進行することがよくあるので，合併症を起こさないように，あるいは早期に手当をするように注意することが大切である．

なお，認知症の人の治療やケアに関与するのは認知症サポート医，精

神科医，老年科医，地域のかかりつけの医師や介護支援専門員（ケアマネジャー），地域包括支援センターの相談員，保健所の精神保健相談員，保健師，そして市町村の福祉担当者，ケースワーカー，ヘルパー，福祉施設の職員や相談室のスタッフなどである．これらのスタッフが認知症が疑われる人についての相談を受けたときには，まず適切な診療を早期に受けることをすすめていただきたい．早期診断・早期治療により，治療可能な認知症の症状の改善をはかりたい．

しかし，認知症の進行を多少遅らせる薬剤がみつかってはきているが，実際には治療が困難な認知症のほうが多い．その場合には医師が診療の場で，病気の説明，検査結果の説明，今後の見通し，対応の仕方などを介護者にわかりやすく十分に説明することが重要である．介護者は十分な説明を受けることによって認知症を理解し，納得して，その人の今後を冷静に考えることができるのである．

また，医師や関連のスタッフは，介護者が困ったときの相談窓口や地域の支援システムへの橋渡し，および症状の変化への対応や指導をきめ細かく行うよう努めることが大切である．認知症の経過は数年から10数年と長いため，医療と保健・福祉の連携による支援が不可欠である．

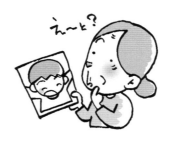

Ⅱ. 認知症の人にみられる認知機能障害と日常生活機能の障害

認知機能障害と日常生活機能の障害

1）認知機能障害

　認知症の人にみられる認知機能障害によるおもな症状は次のとおりである．

　①記憶の障害

　　　とくに記銘力の障害が目立つ．記憶を保持することもできなくなる．さらに記憶の維持・再生も障害される．最近の記憶から障害され，過去の記憶もしだいに消失する．

　②見当識障害

　　　月日が不確かとなり，年齢，生年月日，場所，人の顔の見分けがむずかしくなる（時間，場所，人物の順にしだいに障害されていく）．

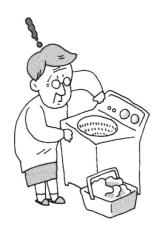

③計算力の低下

　　計算力は人によりその程度は異なるが，低下する．教育，経験，認知症の型などによって障害のされ方にも多少の違いがある．

④言語理解力や会話力の低下

　　しだいに言語理解力が低下する．短い文をゆっくり話すとある程度までは理解できる．自ら話す言葉は減少する．そして，つじつまのあわない言葉を話すようになり，重度になると独語となる．その後，言語を失う．

⑤判断力の低下

　　理解力が低下するに従って判断力も低下するが，記憶力の障害に比べると障害のされ方が少ない．軽症期には複雑なことでなければ，正しく判断できることが多い．

2）日常生活機能の障害

　認知機能障害の進行に伴って，しだいに自立した日常生活ができなくなる．そのおもなものをあげると，次のとおりである．

①家事や仕事の遂行の障害

　　やりかけた仕事を最後まで仕上げることができなくなる．仕事の段取りができなくなる．

　　炊事ができない．火の取扱いは危うくなり，家事を能率的に行うことができない．米をとぐことも風呂をわかすこともできなくなり，洗濯・掃除など身辺を清潔に保つことも不可能となる．

②金銭管理，薬の管理などの障害

③衣服の着脱，洗面，入浴行為の障害

④排便・排尿行為の障害

⑤起座・歩行の障害

⑥摂食の障害

以上のような障害によって，個人差はあるが，軽症期から中等症期のはじめのころに独居での生活が困難となる．

認知症の経過

認知症の初期には自分で記憶の異常に気づくことが多い．とくに新しいことを覚えられないこと（記銘力の障害）に気づき，種々の工夫をして障害を乗り越える努力をする．しかし，しだいに記憶の障害が周囲の人にも気づかれるようになり，直面している問題が解決できないという状態に陥ったり，社会生活のなかで失敗することも多くなる（後掲表6-6，FAST参照）．このような段階で，抑うつや焦燥，場合によっては物盗られ妄想などの精神症状を呈するようになる．

病気の進行に伴って，しだいに記憶の障害や日時や自分の年齢が不確かとなるなど見当識の障害が目立つようになり，社会生活や家庭生活での不適応が多くなる．日常生活においても，火の不始末や食事，衣類の管理などが十分にできなくなるために，家族など周りの人の気配りや，注意，多少の介助を必要とするようになる．

さらに認知症が中等度まで進行すると，新しいことを記憶することはむずかしくなり，昔の記憶も思い出せなくなる．時間に関する見当識はもちろん，場所に関する見当識も障害されてくる．そのため，徘徊や迷子，過食，夜間の不穏，昼夜の逆転などの行動障害がみられるようになる．

認知症が重度まで進行すると，現在の記憶も過去の記憶もほとんど薄れ，残っている記憶も残骸のようにばらばらになり，記憶の連続性がなくなってしまう．そして，時間や場所の見当識が障害されるばかりか，

表 2-9　認知症の重症度判定基準

精神機能	軽　　度	中 等 度	重　　度
記　憶	最近の出来事をしばしば忘れる．古い記憶はほぼ正常	最近の出来事の記憶困難．古い記憶の部分的脱落	新しい出来事はまったく記憶できない．古い記憶の残存もわずか
見 当 識	軽度の見当識障害．年月日が不正確．場所，人物はだいたいわかる	かなりの見当識障害．年月日，時間がわからない．場所，人物が不正確	高度の失見当識．年月日，時間，場所，人物のすべてがわからない
会　話	通常の日常会話はほぼ可能．複雑な内容の会話は困難	簡単な会話がかろうじて可能	簡単な会話も困難
日常生活	興味の減退．注意力減退．複雑な家事や整理が不完全	日常生活でしばしば部分的介助を要する．しばしば失禁	日常生活で全面的介助を要する．常時失禁

（西村　健，播口之朗：痴呆の診かた．臨床のあゆみ，4(5)：4，1984）

周囲の人がだれであるかの判断もできなくなる．会話がスムーズにできなくなり，言語を通しての意思の疎通が困難となる．目的にあった行動がとれなくなり，日常生活のほとんどすべてに介護を要するようになる．

認知症の経過や重症度の基準としてよく使用される西村らによる認知症の重症度判定基準を表2-9に示す．

アルツハイマー型認知症の経過と進行の状態を具体的に示したFASTの重症度（p.180，表6-6）にも示されているように，最重度になると言語はほとんどなくなる．また，しだいに歩くことがむずかしく，寝たきりとなり，食物を嚥下することもできなくなって死を迎える．アルツハイマー型認知症が発症してから終末を迎えるまでの期間は数年〜20年余といわれ，かなり長い経過をとる．とくに女性では長く，10年を越える

経過をとることが多い．

　筆者らがアルツハイマー型認知症 103 例において知的機能の障害のされ方を知能検査の種々の項目で調べた結果を図 2-2 に示すが，認知症の初期に障害されるのは論理的記憶（連想や推論的操作を要する記憶），記憶抑制（先行の記憶が後続の記憶から制止を受け，再生を妨げられる），日時・年齢に関する見当識の障害などであり，次いで 2 桁の計算，数字の逆唱，場所に関する見当識の障害，構成失行などであった．認知症が重度になってくると時計が読めなくなり，簡単な書字困難，数字の順唱困難，1 桁の計算不能，両手を交互に開いたり閉じたりすることが不能になる．さらに重度になると，親指の呼唱ができない．そして，質問の理解ができなくなり，まったくつじつまのあわないひとり言のような言葉しか話さなくなる．

　言語による意思の疎通が不可能になってきた人の場合は言語による検査は非常に行いにくいので，第 6 章の「高齢者の心理テスト」の項で説明されるような行動評価によって，その人のもっている精神機能をうかがい知ることになる．

　ここに言語によるコミュニケーションが困難となってきた認知症の人に心理テストを行い，その人の心の状況をある程度把握できた一例を示す．

【症例 1】68 歳，男性，初診時アルツハイマー病が疑われたが，心理テストで否定され，のちに脳腫瘍であることが判明した症例

　5 年ほど前からもの忘れが徐々に目立つようになり，3 年前に某大学病院を受診して CT スキャン検査を行ったところ，異常なしと言われた．しかし，その後も認知障害は進行し，筆者のところを受診したころには，

40　第2章　認知症の人にみられる一般的特性

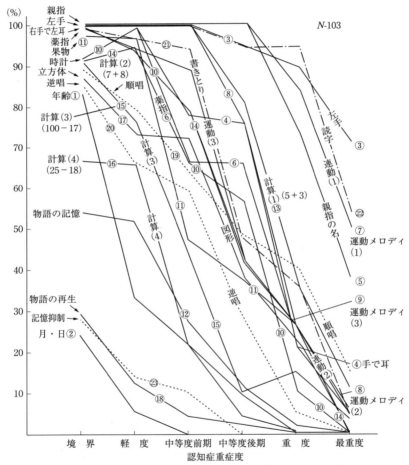

この結果はN式精神機能検査によって得たものであるが，本調査は1987年に行ったものであり，現在利用されているものとは項目および判定に多少の相違がある．
（小林敏子，西村　健：アルツハイマー型痴呆の精神機能衰退の経過について，日本老年医学会，1987）

図2-2　アルツハイマー型認知症における精神機能の衰退状況

II．認知症の人にみられる認知機能障害と日常生活機能の障害　41

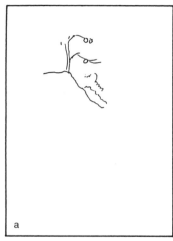
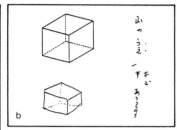
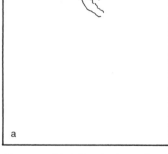

a．「一本の実のなる木を描いてください」の指示で描かれたバウム
b．立方体の模写と「山の上に一本の木があります」と口頭で話して，書いてもらったもの

図 2-3　バウムテスト（1984 年 3 月）

娘のこともわからず，徘徊しては迷子になることがよくあり，衣類の着脱には介護を要し，会話もごく簡単な単語のみの状態であった．

　問いにはほとんど答えられず，長谷川式簡易知能評価スケール：0 点，N 式精神機能検査：19 点/100 点，NM スケール：11 点/50 点，N-ADL36 点/50 点で，重度の認知症と思われたが，「実のなる木を描いてください」との指示に，あまり間をおかず，すらすらと描かれたのが図 2-3a のバウムである．地平が木の根元のところで崩れかかっている．木は崖っぷちに立ち，いまにも倒れんばかりの危機感が感じられた．挨拶やごく簡単な単語は話せるが，自分の心境を説明することはできない．しかし，バウムにはもう少しで崩壊してしまいそうな自己像が描かれていた．立方体の模写もほぼ正確にできた（図 2-3b）．この時点でアルツハイマー

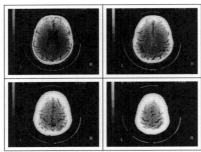

1981年3月のCTスキャン

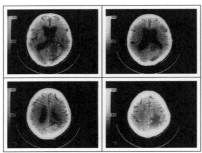

1984年3月のCTスキャン

図2-4 CTスキャン

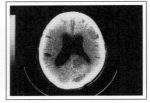

K病院X線科部長のT氏によってAstrocytoma, あるいはOligodendroblastomaと診断された. また, 同病院脳神経外科部長H氏により摘出可能と診断された.

病以外の原因を考え, CT検査を行ったところ, 右後頭部に星状細胞腫か寡突起神経膠腫と思われる腫瘍がみつかった (図2-4). 当時, まだ, CTスキャン装置のある病院は少なかったが, 脳腫瘍摘出後, 認知症が改善した症例を数例経験していたので, 脳外科手術で優れていた某病院を訪ね, 摘出可能かどうかの判断を仰いだところ, 可能との診断がなされたため, 家族に事情を詳しく説明し, 手術を受けられるよう勧めた.しかし, 家族は脳の手術を受けられるのを躊躇され, 手術の勧めには応

じられなかった．

　その後，認知症はさらに進行し，タンスの中のものを全部出して散らかすことや，外出して行方不明になること等がたびたびとなり，某病院の認知症病棟に入院した．図 2-3 のバウムが描かれた 3 か月後にはもう，起立が不可能となり，6 か月後には植物状態になって，まもなく亡くなられた．

　いまから 30 年前のことであるが，脳腫瘍の摘出ができず，救出を求めるご本人の悲鳴ともとれる声に対応できなかったことをいまも残念で心苦しく思い返している．

III．認知症の人にみられる感情障害と意欲障害

感情の障害

　一般には高齢になると，感情の表出が若いころに比べて少なくなる．そして，人によっては，感情がもろくなることや，不安定になる傾向がみられる．

　認知症の初期では感情が不安定になりやすく，うつ状態を呈したり，焦燥感を呈したりする．その多くは，自分の病的な記憶障害に気づき不安におそわれるためであると考えられる．なかには軽燥状態に似た不安定な様相を示す人もおり，心気症状を示して，家人を放さない人もよくみられる．そのために認知症の初期には，うつ病や自律神経失調症などと診断されることも多い．

　認知症が進行すると，アルツハイマー型認知症では，いつもにこにことしている状態（多幸的状態）となったり，感情は平坦化し空虚な様相を呈するようになる．血管性認知症では，少しの刺激で激しく怒ったり

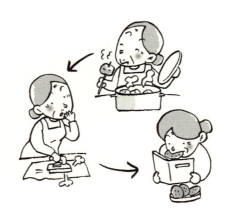

泣いたりするというように，感情失禁の状態を呈する場合が多い．中期ごろまでそのような状態が続き，末期になると感情は平坦化する傾向がみられる．

　人によっては末期になっても急に激怒するようなこともあり，一般的に感情のコントロールがむずかしくなるものと考えられる．

意欲の障害

　認知症の初期には，多くの場合，自発性の低下やなにかをしようとする意欲の低下がみられる．また，1つのことを続けてする根気が低下したり，人生に対する希望を失ったり熱意がなくなる．しかし，人によってはなにかをしようとする意欲はあるが，なにかを始めても完了するまで継続できず，新たなほかのなにかを始めるため，一日中動きまわってばかりいて，なにをしているかわからないようなこともある．このようなときには，本人はイライラして周囲の人に当たることが多く，対応が

表 2-10 認知症の初期にみられやすい症状

障　　害	症　　状
知的機能 　記銘・記憶，見当識，計算，判断力，理解力，会話など	最近のことを忘れる．置き忘れ，しまい忘れが目立つ 同じことを何度も言う．探しものが多くなる 月日をまちがえる．待ち合わせや約束を忘れる．おつりを正しくもらえなくなる 判断力は保たれていることが多い．会話量が減少する 複雑な会話の理解が不良となる．話のつじつまをうまくあわせる
日常生活機能 　家事，身辺整理，着脱衣，入浴，清潔など	電話の取り次ぎ，留守番などを任せにくくなる．能率的な行動ができなくなる 家事に行き届かない点が増える．工夫や変化が少なくなる おしゃれをしなくなる．着衣がだらしなくなる 入浴，洗髪・洗顔・歯磨きなど清潔の保持をしなくなる 鍋をこがす．風呂の水の出しっ放しなどのミスが目立つ 部屋や身辺の汚れや乱れを気にしなくなる 薬の管理，お金の管理が困難となる
感　　情	表情が少なく目の輝きがなくなる 生気に欠け，感情が平坦化する．抑うつ的となる 怒りっぽくなったり，涙もろくなる 落ち着きに欠け，いらいらすることが多くなる
意志・意欲	自発性・積極性がなくなる 根気がなくなる 興味の減少，趣味をもっていてもあまり関心をもたなくなる 無為でいることが多くなる
病　　識	保たれていることが多いが，ときどき薄らぐ
性格の変化	性格特徴の先鋭化がみられる場合と，特徴が消えて平坦化する場合とがある

困難となる．

　一般的には，自らなにかをしようとする自発性が低下すると同時に，何らかの働きかけに対しての反応性も低下する．

IV. 認知症の人にみられる性格変化

　認知症の人のなかには，認知症の進行とともに性格の変化がみとめられる人がいる．とくに，認知症の初期には若いころからの性格特徴が先鋭化して目立ってくる場合が多い．そして，そのまま若いころからの性格特徴がしばらく続いたのち，さらに認知症が進行すると，しだいにその特徴が消え平坦化する場合と，若いころにはみられなかった，むしろ反対の性格特徴を示す場合とがある．

　いずれにしても，認知症が中等度以上にすすむとその人に特有の個性的な性格は影をひそめ，さらに認知症が進行すると情動障害や感情障害が加わって人格の崩壊がみられるようになる．一般的には，アルツハイマー型認知症において比較的早期より人格の崩壊がみられ，血管性認知症においては比較的長くその人の人格が保たれるとされているが，必ずしもそうとはいえない．おそらく，元来の性格と高齢者をとりまく環境，脳の病変の部位や程度，認知症の進行の程度などと関係しているものと考えられる．

　認知症の初期にみられやすい症状を表 2-10 に示す．

参考文献
1) 長谷川和夫（編著）：やさしく学ぶ認知症のケア．永井書店（2008）．
2) 井上　修：ぼけの臨床；症状の正しい理解のために．医学書院（1987）．
3) 金子仁郎：老年の心理と精神医学．金剛出版（1985）．
4) 柄澤昭秀：老人のぼけの臨床．医学書院（1981）．
5) 柄澤昭秀：新老人のぼけの臨床．医学書院（1999）．
6) 日本認知症ケア学会：認知症ケア標準テキスト；改訂　認知症ケアの基礎（2013）．
7) 西村　健，播口之朗：痴呆の診かた．臨床のあゆみ，4（5）：4（1984）．

8) 大塚俊男ほか：わが国の痴呆性老人の出現率．老年精神医学雑誌，3：435-439（1992）．

引用文献
1) American Psychiatric Association：Diagnostic and Statistical Manual of Mental Disorders, Fifth Edition（DSM-5®）. 621-624, American Psychiatric Publishing, Washington, D.C., London（2013）.
2) American Psychiatric Association：Diagnostic and Statistical Manual of Mental Disorders, Fifth Edition（DSM-5®）. American Psychiatric Publishing, Washington, D.C., London（2013）.

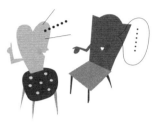

第3章
認知症の人にみられる行動・心理症状とその対応

I. 認知症の経過と随伴する行動・心理症状（BPSD）

行動・心理症状（Behavioral and Psychological Symptoms of Dementia；BPSD）がみられるのはどのような場合か

　精神機能衰退の過程において，種々の異常な心理状態や行動障害がみられるが，認知症の原因疾患や病期によってその出現の仕方が異なる．また，その人の過去の生活や性格，その人をとりまく環境によっても随伴する心理症状や行動障害の出方や程度も異なる．認知症の病期とその時期に出やすい BPSD の関係を表 3-1 に示す．

　認知症の初期には自分の異常な記憶の障害に気づいたとき，その反応として，抑うつや焦燥感，絶望感，意欲の低下，無関心および心気的症状などを呈することが多い．そして，記銘力の低下による物盗られ妄想，喪失感にさいなまれ疑い深くなって出現する嫉妬妄想，周囲の人にはうっとうしい同じ話の繰り返し，同じ行動の繰り返しなどが出現する．また，睡眠と覚醒のリズムの乱れから，不眠の訴えが多くなったり，せん妄が

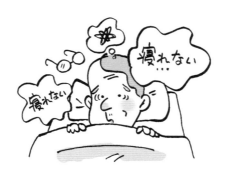

表 3-1 認知症に随伴する行動・心理症状（BPSD）と認知症の病期

	軽度	中等度	重度	最重度
食　事	食事に無関心になる	満腹感の欠如，寸前に食べたことを忘れる 偏った食べ方・あわてた食べ方・手づかみで食べるなど	紙・便を口へ　誤嚥 全面介助	
排　泄	ときどき失禁 頻回にトイレへ通う	失禁が増える トイレへ行く途中で失禁	おむつ要・おむつをとって失禁 トイレ以外で排泄，トイレの使い方がわからない	（おむつ）
睡　眠	不眠を訴える 昼寝し夜ゴソゴソする	＜　昼　夜　逆　転　＞ 夜間に家人を起こす　　夜間大声		終日傾眠 小声で独語
夜間せん妄	←　　　　　夜　間　せ　ん　妄　　　　　→			
徘　徊	落ち着かない，家の中でうろうろする　＜　徘　徊　＞ 出かけて目的を達せず，帰れない　迷子になる　家にいて「家に帰る」と出かける			（寝たきり）
不潔行為 (身辺清潔管理)	身なりや部屋がだらしない　汚れた下着をしまい込む　便をもてあそぶ　便を口に入れる 歯磨き・洗面をしない　トイレを汚す　手についた便を周辺につけて汚す　おむつに手を入れ便をさわる			
攻撃的行為	怒りっぽい　不穏　暴力　大声　気にいらないことをされると唾をかけたりかみついたりする 人を疑う　人をののしる　手が出たり，物を投げたりする　衣類・シーツ等を破る			
感　情	気分がかわりやすい 抑うつ・不安・焦燥	＜　感　情　失　禁　＞ ＜　多　幸　的　＞		
言　語	同じことを何度も言う	作話　つじつまがあわない	言葉数の減少	独語　言葉が通じない
その他の 精神症状 行動異常	被害妄想・嫉妬妄想 心気状態　　いつも探し物をしている 火の不始末　外から物を拾い集める	性的行動 信号無視 危険なことがわからない	失行・失認　人物誤認 身近な人がわからない 火をもてあそぶ	

みられたりもする．

　中期には満腹感の異常や食事の食べ方の異常，それに大声をあげる，暴力を振るう，徘徊するなどの行動障害が多く出現する．感情失禁や多幸的な状態も呈しやすい．また，勝手につじつまをあわせたような話をつくる（作話），つじつまのあわない話を繰り返しつぶやく（独語）などの他者が理解に苦しむような言動や不潔行為などもよくみられ，この時

期には多くの例で介護困難をきたしやすい．

　認知症が重度になると，言葉の理解力は低下し，何でも口に入れる行為や，失禁が頻繁になって，弄便やその他の不潔行為が増えるなど，介護者は目が離せなくなる．視野が狭くなり，注意力も低下するので，転倒やその他の事故も起こしやすい．徘徊が著しくなり，じっとしていなくなる例は多くみられるが，さらに症状が進行すると動きが鈍くなり，寝たきりとなる．運動障害がないのに服を着たり，はしを使うなどの日常生活上の動作ができなくなる（失行）ことや，視聴覚や触覚などの知覚に障害がないのに対象を認知することができなかったり（失認），言語の表出や理解が障害される（失語）ことなどもあり，日常生活においてほとんどすべての行為に介護を必要とするようになる．

　認知症に随伴する行動・心理症状を簡単に示すと表3-1のようになる．

　このような心理症状や行動障害はすべての認知症の人にみられるものではなく，その程度も人によって異なるが，日常生活に対する支援は認知症の人すべてにとって必要となる．認知症高齢者の病態像が人により異なるのは，病態像の出現に種々の要因が影響を及ぼしているためと考えられる．その要因を簡略に表すと図3-1のようになる．認知症の人の治療や介護を考えるにあたっては，行動・心理症状の軽減をはかり，認知症の人が穏やかな日々を過ごせるよう配慮する必要がある．

行動・心理症状を呈する認知症の人の心理的背景

　認知症の人が呈する心理症状は種々の要因によって影響されるが，なかでも高齢者の性格，自己統制力，過去より現在にいたる生活様式などに影響されるところが大きい．その他，家族や周囲の人との人間関係，基本的生活自立度，生活満足度，脳の障害の程度，身体の障害の種類や

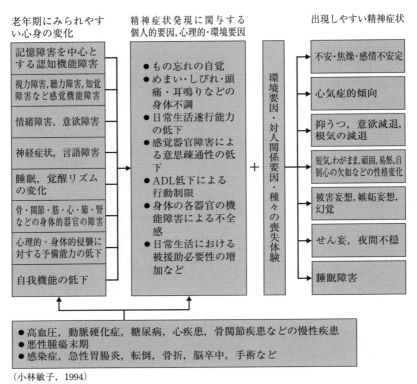

(小林敏子, 1994)

図 3-1 認知症の初期に出現しやすい精神症状

程度などによっても影響される．

　高齢期になると，認知症がない人でも身体的な状態が悪いときには精神状態に異常をきたすことがある．認知症の人では，自分で身体の異常を訴えることができず，精神症状の増悪で身体の異常に気づく場合があるように，身体と精神との相関が強い．また，精神的なショックを受け

た場合，行動障害や精神症状を示しやすく，家人から冷たい言葉をかけられたり，叱られた場合や住む場所がかわったときなどに症状が激しくなる傾向がみられる．

II．種々の行動・心理症状への対応

抑うつ状態

1）認知症の人にみられる抑うつ状態の特徴

　抑うつ状態は認知症の初期にしばしばみられる．なにをしても気乗りがせず，今までとはなにか違った，置き去りにされたような感覚に陥り，生きる価値がなくなったと感じる人が多く見受けられる．なかには，このような状態を「今までと違ってこの頭がおかしいのです．頭のなかにすきま風が吹くようで，もうだめです．死んだほうがましです」「以前はこんなに頭が悪いことはなかったのです．もうだめになってしまいました．なにかこのあたりにシャッターが下りてしまって上げようとしても上がらない感じです」などと説明する人もいる．

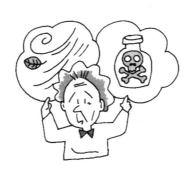

表 3-2　認知症とうつ病の鑑別

	認　知　症	う　つ　病
初 発 症 状	知的能力の低下	抑うつ症状
症状の訴え方	症状を軽く言ったり，否認する	記憶力低下や知的能力の低下を強く訴える
知 的 能 力	持続的に低下 言語理解や会話が困難 日常生活でしばしば介助を要する	訴えるほど知的能力の低下はない 言語理解や会話は困難でない 自分で身辺処理が可能
脳　　　波	明瞭な異常を認める	著しい異常を認めない
頭　部　CT	しばしば異常を認める	著しい異常を認めない

（西村　健，播口之朗：痴呆をめぐって．臨床のあゆみ，4（5）：2，1984）

　抑うつ状態は認知症のない初老期や高齢期の人にもしばしばみられるが，その場合には自分がだめになったことの訴え方のニュアンスが認知症の人とは少し異なる．実生活ではほとんど自立した生活ができるのに，「もの忘れがひどくてもう自分はだめになってしまった」と訴える例が多く，睡眠障害や心身の不調を訴えたり，不安や焦燥感が前景にでやすい．また，このような場合には抗うつ薬が比較的効果がある．認知症の初期のうつ状態かそれ以外のうつ状態かを鑑別するためには表 3-2 のような項目でチェックを行う．認知症のごく初期か，うつ状態のために精神機能の軽度の低下があるのかを見分けるのが困難な場合もあるが，詳しい精神機能検査をしたり，抗うつ薬の使用を試みたりして，しばらく経過をみると鑑別可能である．

　認知症の初期には目の輝きが失せ，なにごとにも無関心となり，いままでは可能であった日常的な行為をしなくなって，その異常に気づかれ

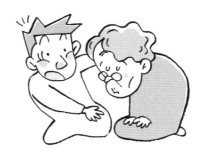

ることも多い．もの忘れが徐々に出現してくるアルツハイマー型認知症ではとくにそうである．同居している家族は高齢者のもの忘れを生理的なものと受け止めている場合が多く，離れて住む子どもが訪れて，その人の表情の少なさや活動性の低下に気づき，初めて病気であることに気づかれることが多い．

2）抑うつ状態への対応

　認知症の初期にみられる抑うつ状態では抗うつ薬が効かない場合が多い．多少効果がみられることもあるので，抗うつ薬の使用を試みる必要もあるが，薬物の使用よりも温かい家族の言葉かけやその人の好きなことをいっしょにする機会を増やすよう努めることのほうが効果的である．

　認知症の人のできなくなったことを数え上げるよりも，まだできることはなにかを考えて，できることを役割としてしてもらい，その行為に感謝することが大切である．そして失敗を責めたり，馬鹿にしたりしないことが肝心である．病気の原因や経過をよく理解して，高齢者が残された日々を少しでも充実したものとできるように家族や周囲の人は努めて冷静に対応していくことが望ましい．

　アルツハイマー型認知症の初期に抑うつ状態を呈し，しだいに日常生

活機能が低下していったある男性の心の軌跡を図3-2にバウムテストを通して示す．抑うつ状態が表面化していたころには会話は可能で，自分の頭の働きが悪くなったことを嘆き，気分の落ち込みがみられたが，テストでは樹木縮小がみられない．しかし，幹は傾き，幹基部が細くなり倒れそうな気配が感じられる．1年後のテストでは，幹の傾きはみられないが，幹基部に補強がなされている．枝は一線となり，葉も実もなく，その時点での精神活動性の低下が感じられるが，枝はすべて上向枝であり，生きていこうとする意欲は感じられる．3年後のテストでは幹が一線となってしまい，実が2つ付いている．地平が短い線で描かれて，かろうじてバランスをとって立っている．さらに病状が進行して「あなたが私の奥さん？」というような人物誤認が時にみられるようになったころ描かれたものには縮小と下方への偏位がみられ，枝が折れ，力尽きはててしまった認知症の人の様子がうかがわれる．

　このような心理状態にある認知症の人への支援は，前述したように薬物の使用によるよりも，温かい気持ちや，その人の気持ちを察してどのようにすれば認知症の人が不安をもたなくなるかを考えたうえでの介護が望まれる．

　血管性認知症の初期にみられる抑うつ状態の場合には，体調の不良や環境の変化，周囲の人の誤った声かけによる中傷などがきっかけになることがよくあるので，体調不良の改善のための医療や看護を行い，環境の変化になじませる努力や心を傷つけないような配慮が必要である．

心気症状
1）認知症の初期にみられやすい心気的訴え

　高齢期には種々の喪失体験にみまわれるが，認知症の人は喪失体験を

Ⅱ．種々の行動・心理症状への対応　59

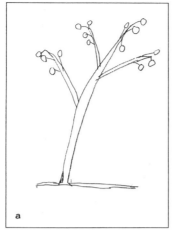

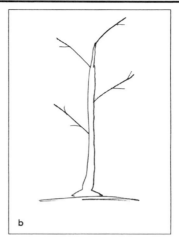

69歳（軽症期）：HDS 29.5点，N式 91点，NM-S 44点，N-ADL 50点．抑うつ傾向．
自分の頭の働きが悪くなったと嘆く．

1年後（軽度認知症）：HDS 21点，N式 75点，NM-S 42点，N-ADL 48点．もの忘れが進行．直前のことを忘れ，妻が不安を訴える．

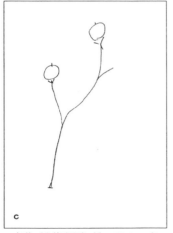

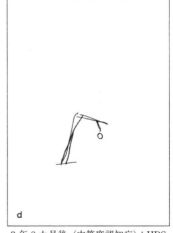

3年後（中等度認知症）：HDS 15点，N式 56点，NM-S 30点，N-ADL 44点．呆然と過ごすことが多い．妻が逆らうと怒る．

3年8か月後（中等度認知症）：HDS 10.5点，N式 48点，NM-S 28点，N-ADL 40点．妻に「あなたはだれ，嫁はもらってない」と言う．

HDS；長谷川式簡易知能評価スケール，N式；N式精神機能検査，NM-S；NMスケール

図 3-2　バウムテスト例（アルツハイマー型認知症；初期〜中期，男性）

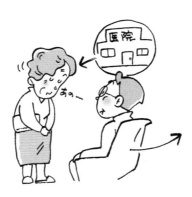

上手に克服することがむずかしい．自分の身体の状態に敏感であり，他者に依存的な人に心気的訴えがみられやすい．「心臓がドキドキして苦しい」「肩から手の先までしびれて，つらい」「胃腸の調子が悪い」などと執拗に訴え，病院を転々とする例が多くみられる．家族や周囲の人がたいしたことはないと考えている様子をみせると，いよいよ症状が増悪していくような苦しみ方をする．しかし，そのように症状に固執するのは家人を放したくないからではなく，このまま自分の身体の具合がどんどん悪くなっていくのではないかと不安に陥るためである．「歳をとれば，身体の不調にみまわれるのは当たり前です．病院で診てもらってもたいしたことはないと言われたのだから気にしないでおきましょう」と大方の人は考え，あまり気にしないのが普通である．しかし，心気症状をもつ人はその症状に固執し，抑うつ的となり，食事がすすまず夜も眠れない．気持ちが落ち着かない状態から抜け出せず，悪循環に陥る．

　心気症状を呈する場合の要因として，環境的要因や身体的要因も考えられるが，性格的要因が最も多く関与していると思われる．ロールシャッハ・テストの施行により，成育過程での愛情関係に問題があったことを

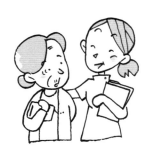

うかがい知ることができる例もある．
　心気症状を呈する高齢者の多くは女性であるが，その理由は明らかではない．女性はだれかに依存して生活することが多く，高齢になって依存する対象を喪失する例が多いことによるのかもしれない．同様の性格傾向を示す男性の場合には，心気症状を訴えるよりもアルコールに依存的になる場合が多い．

2) 心気症状への対応

　心気症状を呈する高齢者は自分の身体の不調にこだわり，だれかに自分の訴えを聞いてもらいたい，そばにいてほしいと願っている．このような場合に，身体の不調はあまり心配しなくてもいいものであると諭しても，それはむしろ逆効果である．その人の気持ちをできるだけ理解し，身体をさすってあげたり，医療関係者からわかりやすく説明してもらうなどの努力をするほうがよい．
　一日中訴えが続くときには周囲の人のほうが滅入ってしまいやすいが，同様の高齢者を介護している家族と話し合ったり，楽しみをみつけたりして介護者が何とか気分の転換をはかれるよう工夫することが望まれる．

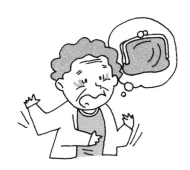

　抗不安薬や睡眠導入薬などの少量使用が多少症状を緩和するので，あせらずに経過を待つことが必要である．このような状態が数か月から1～2年に及ぶこともあるが，認知症の進行とともに心気症状は消腿していく場合がほとんどである．

妄　想
1）被害妄想；とくに物盗られ妄想とその対応
　認知症の初期には置き忘れやしまい忘れから物がなくなったと勘違いする．ごく初期には自分の勘違いを認めることが可能であるが，しだいにそれは困難となる．
　もともと高齢者にとって大切な物のしまい場所は決められているのが普通であるが，自己の存在が脅かされかけていると敏感に感じる高齢者はその場所をあえて変更し，そのことを忘れて，盗られたと思い込み訂正不可能な妄想をいだく状態になりがちである．
　高齢者にとって大切なものはお金，財布，貯金通帳，年金通帳，着物などであり，物盗られ妄想は女性にみられ，男性では比較的少ない．これは女性のほうが配偶者に先立たれる率が圧倒的に高く，配偶者に先立

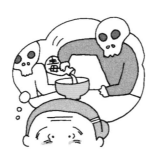

たれた場合，いちばん大切なものがお金や通帳ということになるからである．とくに人生の早い時期に配偶者を亡くし，女手ひとつで息子を立派に育てあげ，その嫁と同居しているというような例の物盗られ妄想や嫉妬妄想では思い込みが強く，介護が非常に困難になる場合が多い．認知症発症のまえには理性で抑えてきた嫁に対する敵意や嫉妬が，認知症の出現とともに自己統制がきかなくなって表面化し，抑制不可能となるものと考えられる．

　男性の場合には，配偶者をさきに失う率が低く，もし配偶者を失っても介護者が嫁か娘である場合がほとんどであるため，姑と息子と嫁というような三角関係になることも少なく，物盗られ妄想はほとんど出現しない．

　その他の妄想としては，隣の人が自分の家にごみをまき散らすとか大きな声で悪口を言って困らせるなどの，近所との交流がうまくいかないために起こる被害妄想や，嫁や子どもが自分を亡き者にしようとして食事のなかに毒をいれているとの被毒妄想などがある．食事を食べさせてもらえない，自分だけが仲間にいれてもらえないというような被害妄想なども出現しやすい．被害妄想の出現の仕方として，一方的な思い込み

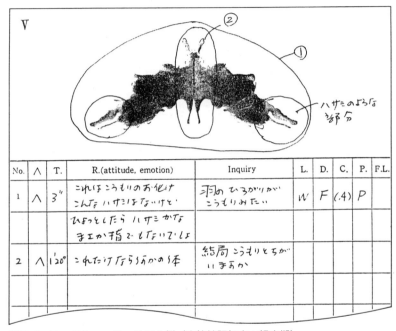

図3-3 ロールシャッハ・テスト例（血管性認知症；軽症期）

とその人なりの合理化があるが，ロールシャッハ・テストでその思考様式をうかがい知ることができる．図3-3に血管性認知症の軽症期の患者のロールシャッハ・テストの一部を示す．ここでは両端の部分を切り離すことはできないが，無理に合理化してハサミとしている．

　被害妄想に対して，向精神薬がある程度功を奏するが，被害妄想がみられる状態では薬の服用を拒否することが多い．そのような場合には対応がたいへんむずかしく，何とかほかの方策を考えなければならない．

認知症の人にみられる妄想は精神分裂病にみられる妄想とはやや異なり，なぜそのような妄想をいだくかの了解が可能な場合が多く，妄想のなかでの悪者はたいてい最も身近でよく世話をしている人である．その場合，外部の人にはその人が認知症のようにはみえないことも多く，その人の言っている言葉のほうが正しいと受けとめられやすい．「金銭をこっそり盗る」「いちばん上等な着物を嫁が里に持って行った」など，離れて住む兄弟や親戚にとっては真偽のほどが疑われる内容の妄想が多いために被害妄想であることが分かるまでにかなりの時間を要し，兄弟間や親戚間でトラブルが生じることはしばしばである．
　被害妄想が出現した場合は，まず，その人が認知症であることを親戚や兄弟，近所の人に分かってもらうことが肝心である．離れて住む肉親は自分の親が認知症であることを認めたがらない．数時間をともに過ごしてもその人が認知症であるとは思えない場合がほとんどであり，妄想であることが理解されにくいので，そのような場合には，その人と数日間いっしょに過ごして理解してもらう必要がある．
　妄想がかなり強い場合は，向精神薬を使用しながらその人を孤独にさせないように気配りすることが望まれる．大事なものはできるだけ身につけてもらうこと，財布などは身から離れないようにゴムひもでくくりつけたり，その人の部屋に鍵をかけたり，さまざまな工夫をしてみることが重要である．妄想が起こる原因はこのさき自分が生きていけるかどうかの不安感と孤立感である場合が多いので，最期まで世話をすることを何度も言って安心させることも大切である．

２）**嫉妬妄想；夫婦間の嫉妬妄想とその対応**
　物盗られ妄想は女性に多いと述べたが，嫉妬妄想は男性に比較的多くみられる．妄想のほとんどは，認知症が進行し中期にはいると消失する

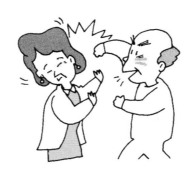

が，認知症の初期には物盗られ妄想とならんで嫉妬妄想がよくみられる．認知症の初期にはお金よりも実際にそばにいていろいろなサービスを提供してくれる配偶者のほうが大切なので，配偶者のいる老夫婦では物盗られ妄想よりも嫉妬妄想のほうが出現しやすい．

　男性で多くみられる理由は，配偶者が生存している率が高いことと年金が充実している率が高いことであると考えられる．妻が若くて元気な場合，夫を家において出かけようとすると，「どこへ行くのか，どこかによい男をつくっているのか」と問いただされたり，「買い物にちょっと出かけてきます」と言って出かけ，帰ってくると「いままでどこでなにをしていたか」と暴力を振るわれたり悪口を言われるので耐えられないと訴える例がよくある．家に残された夫は独りで心細く，不安で仕方がない．自分の連れ合いが元気そうにみえるので出かけたままだれかのところへ行ってしまうのではないかとの不安におそわれ，それが高じて妄想にまで発展するものと思われる．

　逆の場合も時々あり，夫が献身的に介護しても「夫は私にやさしくしてくれません．ほかに女をつくっているのです．ごまかそうとして時に

はやさしくしてくれますが，これをみてください．このあざは叩かれた跡です」と言って自分の腕のあざの跡をみせたりするが，実は嫉妬妄想で見境のなくなった妻が夫の女を殺してやると包丁を持ち出し，わめくのを家人が止めたときにできたあざの跡であるような場合が多い．

　配偶者に対しての嫉妬妄想をやわらげるには原因の除去をまず考えるとよい．認知症の人が自分だけ置き去りにされるのではないかと思ったり，自分は不要なものと思われているといったひがみから妄想に発展する場合がほとんどであるので，そのような不安を軽減するような話しかけや接触が望まれる．そう簡単にはいかないが，抗幻覚妄想薬が効くこともあり，その投与を試みて根気よく，怒らずにそばにいてその人が寂しさを感じないように配慮し続けることが肝心である．薬を服用してもらうにも，疑い深くなっていて「この薬をのませて殺そうと思っている」などと言われる場合もあり，すなおに服用してもらえるとは限らない．身体のどこか悪いとか，眠れないとかの訴えがあればそれを利用して，身体の調子をよくする薬といって服用させるしか仕方のないこともある．家人のその人に対しての愛情が通じるかどうかが問題であり，その熱意が通じると快方に向かい事態の好転のきっかけがつかめる．

　配偶者間の嫉妬妄想以外に姑が嫁に嫉妬して息子を独占したいがためにもつ嫉妬妄想がある．よくみられるのは嫁が息子以外の男性と関係をもっているとの妄想をいだき，息子や親戚，近所の人に言いふらして嫁の居場所を失わせる場合である．このような妄想をもつ認知症の人の生活歴や性格には似通ったパターンがみられる．その多くは生育過程で情緒不安定を引き起こすような経験をしており，その後も対人関係障害や欲求不満をひそかに抱えている．夫と早く死別して息子の成長だけが生きがいという例も多くみられ，また長期にわたる欲求不満が隠されてい

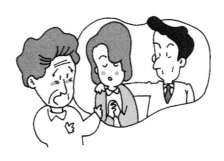

る例も多い．

　図3-4に嫉妬妄想を呈した女性のバウムテストの結果を示すが，描かれた樹の幹を表す線は破線であり，自己と外界との境界が不鮮明であることがうかがわれる．幹の先端と枝への移行部もあいまいな処置しかできず，形態水準もやや悪く，妄想を呈しやすい状況がみられる．嫉妬妄想に限らず，物盗られ妄想や幻覚・妄想をいだきやすい人の場合，この例に示されるような自己と他者との境界がはっきりしない状況を示す場合がかなり多い．おそらくこの傾向はその人に若いころからみられた傾向であると考えられるが，若いころには理性で抑えられて表面化しなかったものと思われる．

　姑が嫁に嫉妬して「嫁にだれかいい人がいる」と言うような例では，認知症がでる以前から嫁・姑の仲があまりよくない場合がほとんどで，認知症が加わってあからさまに異常な妄想が生まれるようになるものと考えられる．

　このような三角関係にみられる嫉妬妄想の場合，若い世帯をまきこんでしまい，若い夫婦の離婚にまで発展しかねないので事態は深刻である．若い夫婦の絆がしっかりしていれば，何とか年月の過ぎるのを待ち解決

II. 種々の行動・心理症状への対応　69

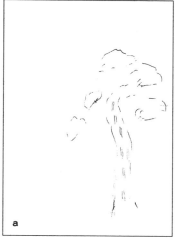
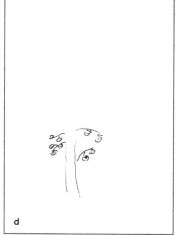

a: 74歳（初期）：HDS 28.5点, N式 92点, NM-S 45点, N-ADL 49点. 嫉妬妄想を呈する.

b: 5年後（軽度認知症）：HDS 15.5点, N式 72点, NM-S 42点, N-ADL 49点. 物盗られ妄想にかわる.

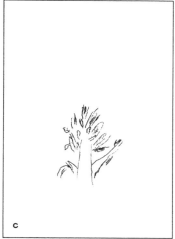

c: 5年6か月後（軽度認知症）：HDS 13.5点, N式 76点, NM-S 44点, N-ADL 48点, 比較的穏やかに過ごす.

d: 6年後（軽度認知症）：HDS 17.5点, N式 76点, NM-S 40点, N-ADL 49点, ときどき物盗られ妄想を呈する.

HDS；長谷川式簡易知能評価スケール, N式；N式精神機能検査, NM-S；NMスケール

図 3-4　バウムテスト例（血管性認知症；初期, 女性）

の方向にもっていくこともできるが,そうでない場合は家族が認知症の人をめぐって分散しやすい.なかなかスムーズにはいかないが,その人が病気であることを早く認識し,冷静に対応することが大切である.

　一定の期間病院へ入院し治療を受けたほうがよいこともある.

せん妄

　せん妄は意識が混濁し,注意力が散漫になり,幻覚や妄想などの異常体験を伴ったり,不安や興奮をきたしたりして落ち着きに欠けるような状態である.せん妄は認知症のない人にも起こるが,認知症のある高齢者では認知症のない高齢者に比べて発症頻度が約 10 倍高く,とくに夕方や夜間に起こりやすい.せん妄の DSM-Ⅳによる診断基準は表 3-3 に示すとおりである.

　昼間は比較的しっかりしている人が夜になると目つきがかわり,「家に帰る」と言ったり,外で子どもがいじめられているので助けなくてはと不自由な身体で夜中に外に出ようとしたり,一晩中タンスの中の衣類を出したりしまったりすることがよくみられる.「虫が床に這っている」「いのししが襲いかかってきた」などと言って,悲鳴をあげることもあり,夜間大騒ぎとなることが多い.このような症状は急激に出現する場合と,症状はそれほど激しくはなく,いつとはしれずに出現したりしなかったりというような場合とがある.症状が著しくて,急に出現するようなせん妄は脳の機能低下に身体の病気(たとえば感染症や脱水状態,骨折など)が重なったり,慢性の身体疾患が悪化している場合に多くみられる.また,就寝の場所がかわったり,家族になにか気にさわるようなことを言われて精神的ショックを受けたときなどにもみられる.時には薬物や視力や聴力の低下によっても引き起こされる.

表3-3 医学的全身状態によるせん妄の診断基準（DSM-Ⅳ準拠）

A．注意の集中・維持・転換の障害を伴う意識障害（すなわち外界認識の清明度の低下）
B．認知機能の変化（たとえば，記憶の欠落，失見当識，言語障害），あるいは，重複して存在する認知症によるとはみなされない知覚の障害
C．障害は比較的短期間（ふつう数時間から数日）に起こり，1日の経過に伴い動揺しやすい
D．病歴・身体所見・検査所見からみて，障害は医学的全身状態に直接起因する生理学的結果として起こっていると判断される

〈物質中毒によるせん妄〉
A, B, C は同上
D．病歴・身体所見・検査所見から，以下の（1）あるいは（2）を示唆する知見が得られる
　（1）AおよびBの診断基準を満たす症状が物質中毒の際にみられる
　（2）薬物の使用が病因として障害に関係している

〈物質中毒からの離脱によるせん妄〉
A, B, C は同上
D．病歴・身体所見・検査所見から，AおよびBの診断基準を満たす症状が薬物からの離脱の時期あるいはその直後に起こっていると判断される

〈複数の原因によるせん妄〉
A, B, C は同上
D．病歴・身体所見・検査所見から，障害が複数の原因により生じていると判断される（たとえば，複数の医学的全身状態，医学的全身状態と物質中毒，あるいは，医学的全身状態と医薬品による副作用など）

（武田雅俊訳）

　症状は激しくはないが，夜になると押入れの物を出したり入れたり，風呂敷に包んだりして，いつまでも寝ずにいて，周囲からの働きかけに無反応になるようなせん妄は認知症が重なっている場合に多く出現する．

1）せん妄のタイプと経過

　脳の動脈硬化が進み，脳の循環障害が基礎にある場合にせん妄が出現しやすい．アルツハイマー型認知症よりも血管性認知症や混合型認知症に併発しやすい傾向がみられる．

せん妄には，幻覚や妄想などの異常体験を伴い不安や興奮を呈する活動性の高いせん妄と，一晩中ゴソゴソ動き回ったりタンスのものを出したり入れたりして，まとまりを欠く不穏な状態を呈する活動性の低いせん妄の2つのタイプがある．いずれのタイプも夜間に起こることが多く，その行動を止めるように話しかけても理解してもらえず，周囲の人は眠ることができず，その対応に苦慮する．せん妄時の体験内容や行動障害としては，次のようなものが多い．
（1）被害的内容の異常体験
　　①だれかがピストルで自分を撃とうとしている．
　　②妻が義理の息子を殺そうとしている．
　　③カーテンの後ろに人が隠れてこちらをねらっている．
（2）動物や子どもが見えたり，泣き声が聞こえたりする体験
　　①壁や天井にヘビや虫がいっぱい見える．
　　②犬が子犬を連れてやってくる．
　　③猫がベッドの下にいる．
　　④自分の下腹部に鼠がはいまわる．
　　⑤子どもが外でいじめられている．
　　⑥子どもの泣き声が聞こえる．
（3）死に関する不安な体験
　　①ベッドの下に妹の首がある．
　　②2階から人が落ちて死んだ．
　　③娘が殺された．
　　④皆死んでいる．
　　⑤寝ているあいだに注射されて殺される．

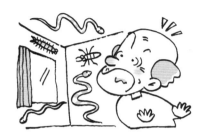

(4) 失見当識からくる異常体験
　①早く支度して会社に行かなければいけないと言って夜中に出かけようとする．
　②大便を弁当箱に詰める．
　③しびんにはしを突っ込む．
　④乾燥剤を夜中に食べる．

2）せん妄への対応

　被害的内容のせん妄や死に関する内容のせん妄のときには，たいていは大声をあげたり，午後の早い時間帯から雨戸を締め切ったりして，周囲の人がそれを止めようとしても抵抗する．子どもや動物が見えたり，泣き声が聞こえるというようなせん妄の場合は，それを否定しても理解できないので対応が困難である．このような場合には部屋をできるだけ明るくして，お茶や甘いものをすすめて気分転換をはかるようにするとよいが，そのような誘いにも応じないときには睡眠導入薬を利用するなどの方法で眠らせるより仕方がない．一晩中どうしても眠らなかったというような場合には翌日医師の治療を受けるほうがよい．

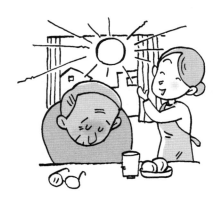

　前述したように，せん妄は身体不調のときに起こりやすいので，感染症や脱水のときには治療が必要である．抗生物質の投与や点滴注射に併せて向精神薬や抗不安薬，睡眠薬などを適量投与すると有効である．不安や興奮を呈する活動性の高いせん妄の場合にはこのような治療を3〜4日から1週間継続すると軽快するが，家族や周囲の人の温かい言葉かけやスキンシップも同時になされることが望まれる．悪性腫瘍の悪化が原因の場合には，せん妄からの回復はあまり望めないために，しばらくの間は向精神薬や抗不安薬を使用して安静を保つようにしなければならないこともある．

　対応の仕方の基本としては，せん妄を引き起こした誘因の除去に努力すること，全身状態の改善や脳循環の改善に努めること，温かい言葉かけやスキンシップによって不安の除去に努めること，必要に応じて向精神薬や抗不安薬，睡眠薬の適量を使用することなどがあげられる．

Ⅱ. 種々の行動・心理症状への対応　75

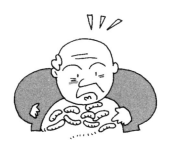

幻　覚

　実際には存在しないものをあるかのように知覚することを幻覚という．その感覚の様態により，幻視，幻聴，幻嗅，幻味，体感幻覚などとよばれる．「息子が自分の部屋にはいってお金をとるのを見た」「嫁がよその男と落ち合っているのを見た」と言うようなものは，被害的な内容の幻視であり，「隣室の人が，私が食事の用意をしていると，今日の献立はカレーですねと言ってくる」などと言ったりするのは幻聴である．また，食事をしていて「この味は変だ．なにか悪いものを入れられている」と言ったりするのが幻味，「隣の家から私の方に変なにおいが送られてくる」などは幻嗅，「身体にうじ虫が入っている」と訴えるようなものが体感幻覚である．

　幻覚はどのような説得によっても訂正することができない点が錯覚とは異なるところである．認知症の人では幻視が多く，身体的に不調なときや心理的に不安定なときに出現しやすい．身体的不調をとりのぞくような治療や対応により，場合によっては抗幻覚薬を使用することで症状

を軽快させることが可能である．

　しかし，視力障害や聴力障害などの感覚障害がある場合には幻覚が消失しにくく，その対応に苦慮する．昼間はできるだけ話しかけたり，身体を動かすような工夫やその人にあった単純な作業をしてもらうなど，その人が生きがいをもてるような働きかけをすることにより，症状をある程度は軽快させることができる．太陽光を短時間浴びるのも効果があるといわれている．

睡眠障害・昼夜逆転

　睡眠障害は血管性認知症によくみられる．血管性認知症においては，脳循環障害により覚醒−睡眠のリズムの乱れが生じやすく，昼間や夕食後に横になり短時間のうたた寝をしてしまうため，入眠困難や熟眠困難，早朝覚醒などを呈するようになることが多い．生理的加齢現象においても，50歳代以降では多少とも脳の動脈硬化がみられるようになり，同様の睡眠障害を訴える人は多い．

　認知症高齢者の場合は，2〜3日間起きていて次の2〜3日間眠り続けたり，夜間起きてゴソゴソし昼間眠るというように昼夜逆転を示すなど種々の睡眠パターンを呈し，周囲の人を悩ませる．また，夜間せん妄のために夜中の2時ごろに起きだして，食事の用意を始めたり，冷蔵庫にあるものを食べたりするため，介護困難をきたしやすい．昼間はできるだけ起きてなにかできることをしてもらうようにし，生活の規則性を保つよう心がけることが重要である．また，眠前に適切な睡眠導入薬や少量の向精神薬を服用すると，比較的よい睡眠−覚醒のリズムを保つことが可能であるので精神科の医師に相談してみるとよい．ただし，睡眠導入薬や向精神薬の使い方が多少むずかしく，その適量には個人差がある

II. 種々の行動・心理症状への対応   77

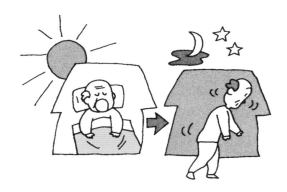

ので注意が必要である．

　アルツハイマー型認知症ではかなり病気が進行するまで睡眠-覚醒のリズムが保たれている場合が多いが，重度になるとリズムが乱れ，夜間の徘徊がよくみられるようになる．さらに認知症が末期にまで進むと，一日中うとうとし，食事のとき以外は眠るという状態になり，歩くことも不可能となる．

　夜間の徘徊に対しては，軽度のときは昼間デイサービスを受け，作業や活動に参加することで夕方から夜間は休まれるようになることが多いが，認知症高齢者徘徊感知器を利用することもすすめられる．それでも出かけては迷子になってしまい，在宅介護が困難なときには，施設への入所を考えざるをえない．しだいに病気が進行して活動性が低下した場合は寝たきりに近い状態になるので，昼間は車椅子で坐位対応をし，夜は横になってもらいベッドから落ちて転倒しないような対策を講ずる必要がある．末期には四肢の各関節の拘縮をきたしやすいので，他動的に動かしてあげたり，マッサージをして拘縮の予防に努めたい．

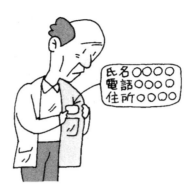

徘 徊

　目的もないのにうろうろと歩き回ることを徘徊という．認知症の初期には，なにかしようとして，家の中であちらのものをこちらへ，こちらのものをあちらへと動かしてうろうろとすることが多い．トイレに行ったりきたり何十回も往復し，じっとしていられない人もいる．本人は何らかの目的があって動いているので，いわゆる徘徊とはニュアンスが少し違うが，周囲の人にとってはこのような動きもうっとうしいものとなる．

　また，認知症の初期には目的があって出かけて，目的地へ到達できずにうろうろしたり，途中で目的を忘れてうろうろとすることがよくある．

　認知症が進んでくると，出かけても方位がわからず，迷子になることが頻繁になる．自分の家にいるのに「家に帰らせてもらいます」と言って制止を振り切って出ていこうとすることもしばしばみられる．そのようなときには認知症の人の思うままに出かけてもらい，後をついていき，その人が疲れたときに「ちょっと休みましょう」と言って家に連れて返

り，なにかを食べていただくのも1つの手だてとなる．人手がない場合には，認知症の人が出かけるたびについていくわけにはいかないので，1つのドアに2つの鍵をつけたり，ドアを開けると大きな音が出るようにするなどの種々の工夫が必要となる．迷子になったときのために，氏名と電話番号，住所などを衣服の目立たないところへ記入しておくことも大切である．

　徘徊して迷子になることが頻繁に起こるようになると，在宅での介護がたいへん困難になる．なぜ徘徊するのかはわからないことが多いが，いつも介護している人がそばにいれば安心して外に出たりはしない人と，介護者がそばにいても，記憶されている自分の家が昔に住んでいた家であるためにその家を探しに出かける人がいる．三次元の空間を正しく把握し認知することができない（視空間失認）ために自分の家を自分の家と判断できず，家を探して徘徊する人もいる．このような時期には施設への入所を考えなければならないことが多い．介護者は精神的にも肉体的にも疲れはててしまうので，認知症専用の介護施設にとりあえずショートステイしてもらい，そのあいだに疲れをとり，あとの対応を考えるとよい．

　徘徊は，表3-4に示す病期分類の第2期の間ずっと続く場合が多いので，その心づもりをしてじっくりと対応方法を考えなければならない．徘徊初期のころの，目的にそって始めた動作を完了しないうちにその目的を忘れ，他の目的にそった動作をするためにうろうろとするというような場合には，ある時間帯はそっと好きなようにさせ，時間をみはからってお茶に誘い，そのあとで，いっしょに片づけるようにする．目的をもって出かけて帰れなくなるような場合には，道順をわかりやすく書いたメモをポケットや袋に入れて持たせるようにする．そして，失敗があった

表 3-4 アルツハイマー病の各時期における臨床症状の特徴

第 1 期 （1〜3 年）	健忘（記銘障害，学習障害），コルサコフ症候群 失見当識 意欲障害，無欲 抑うつ
第 2 期 （2〜10 年）	記憶，記銘の著明な障害 喚語障害，失名詞，理解力障害，会話が成立しない 構成失行，着衣失行，観念運動失行，観念失行 視空間失認，地誌的見当識障害，人物誤認，失計算 無関心，無欲，無頓着，多幸症 落ち着きのなさ，徘徊 人格の形骸化，"もっともらしさ" 鏡現象，姿勢異常 クリューバー-ビューシー症候群，痙攣
第 3 期 （8〜12 年）	失外套症候群 言語崩壊，無欲，無動 寝たきり，四肢固縮

（大塚俊男：講演：21 世紀のアルツハイマー病対策．1994 より）

ときにあまり厳しく責めないことが肝心である．

失禁と不潔行為

　尿失禁と便失禁とがあるが，排尿・排便の仕組みは図 3-5，3-6 に示すとおりである．尿失禁への介護の回数は 1 日に数回と多く，夜間も対応しなくてはならないために介護者への身体的・精神的負担が多くなる．便失禁は 2〜3 日に 1 度の場合が多く，頻度は尿失禁に比べて低いが，便がトイレの壁やタオル，廊下に付けられたり，畳の目の間に擦り込まれたり，絨毯の上にまで付されたりすると，回数は少なくても失禁への対応が困難になり在宅介護が不可能となる例が増加する．

Ⅱ. 種々の行動・心理症状への対応　81

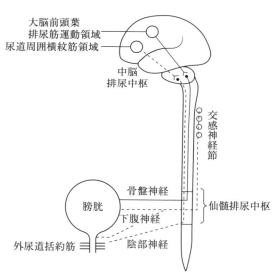

腰の仙髄の神経と大脳にある中枢の二重支配により, 膀胱の収縮が生じるとともに尿道の拡張がもたらされて排尿できる.
(友吉唯夫：瀕尿, 失禁, 尿がでにくい. 総合ケア 別冊；高齢者の日常生活とありふれた病気, 1994)

図 3-5　膀胱機能の中枢神経支配

1) 血管性認知症にみられる失禁の特徴とその対応

　血管性認知症の場合には, 足腰が弱っていたり感覚が鈍っているために, 知的機能の低下があまり進んでいない段階から失禁がみられやすく, その場合には, 自分で後始末をしようとしてかえってトイレや周辺を汚してしまったり, 汚れた下着を隠してそのまま忘れ, 周囲の汚れていないものまで汚してしまい, 介護上問題となることが多い.
　認知症が中等度まで進んでくると, 足や腰, 膝などの障害も進んで寝

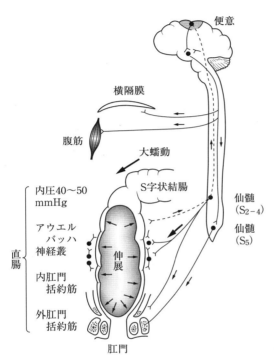

図 3-6　排便のメカニズム

たきりに近い状況になる場合が多く，ポータブルトイレやしびんなどを使用したほうがよいが，高齢の人は無理をしてでもトイレへ行こうとして途中で失敗することが多くなる．ここで介護者が失敗を叱責すると，ますます失敗が多くなり，本人の気持ちが萎縮してかえって悪い結果となりやすい．そのため，介護者は気持ちを冷静にもち，黙って手早く後始末をしたほうがよい．

Ⅱ. 種々の行動・心理症状への対応　83

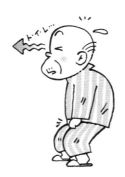

　認知症が重度まで進むと，ほとんど寝たきりの状態となって，おむつを必要とするようになる．認知症の人にはおむつをしなければいけない状況にあることが理解できず，おむつをはずして布団の上で排泄してしまうようなこともよくあり，このようなことが繰り返されると介護者のフラストレーションはつのり，介護が続けられない状況となる．穏やかな性格の人や高齢者介護の経験のある人が認知症になった場合にはこのようなことは少ないが，自己中心的な人が認知症になった場合にはおむつをされると「このようなものはわしには要らん」と言って，はずしては失敗を繰り返すことが多くなる．

2）アルツハイマー型認知症にみられる失禁の特徴とその対応

　アルツハイマー型認知症の場合には，身体面の衰弱が比較的少ないため，重度の認知症状態になってもトイレの場所がわかれば利用することができることが多い．しかし，病気の進行とともにトイレの場所や使い方がわからず，風呂場や玄関先で排泄してしまったり，便器の蓋の上に大便をしてしまうようなことが多くなる．さらに，視空間失認や視野の狭窄，失行などが出現し，排泄ばかりではなく日常生活のすべての面で

介助を多く必要とするようになる．下着を下げないで排泄してしまうこともしばしばあり，そばについて子どもにするように1つずつの行為を順番にさせ，手助けしていかなければならない．そして，さらに認知症が進めばおむつを使うこともやむをえない．大便を失禁した場合は排泄後できるだけ早く後始末をしないと，便を口に入れたり周辺に塗りつけたりするような行為がみられやすいので，さらに注意が必要である．

3）施設における失禁対策の試み

在宅での介護の場合だけでなく，施設においても排泄への対応は大きな課題である．筆者の一人がかかわっていた認知症専用特別養護老人ホームでは入所者の失禁対策に職員全員で取り組み，おむつ使用者を減らす試みがなされた．入所者全員の排泄の記録表を作成し，トイレへの誘導回数，誘導時間，誘導時の排泄の有無などをこまかく記録し，毎週検討を繰り返し行い，かなりの成功率が得られた．排泄誘導のポイントは認知症の人個人個人の排泄のパターンを把握すること，無理強いしないこと，うまく排泄できたときには喜びの言葉かけを忘れないことである．そしてなによりも職員の熱意が成功への鍵であったように考えられる．

当施設における失禁対策の試みは，まず種々の業務の分担化を行い，入所者によりこまやかに接するような努力の積み重ねで始まった．70人の入所者の大半が重度の認知症であり，入所時に排泄がほぼ自立していた人は11人のみであったが，3年後の検討時には30人がほぼ自立した．おむつ使用者は入所時は29人であったが，3年後には昼間のおむつ使用者は4人に減っている．担当制介護を行って，定期的なトイレへの誘導以外に時間をみはからってのトイレへの誘導を行うなどかなり手間をかけたものであるが，入所者一人ひとりの排泄のパターンをよりこまやかに把握することで効果をあげることができた．他の施設でも同じような

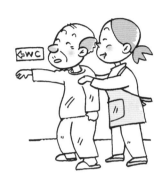

試みを行い，おむつはずしに成功したとの報告は数多くみられる．

　しかし，認知症が進行性の病気である以上，認知機能の低下や生活動作能力の低下を完全に防ぐことは不可能である．失禁では，高齢者の排泄に関する神経支配が1歳以下の乳児期に近い状態にまで逆行した場合にはおむつは欠かせない．また，夜間はおむつをしたほうが安眠できるような場合にはおむつを使用して，本人も介護者もゆっくり睡眠をとったほうがよいであろう．最近ではおむつ素材の質がよくなって，一晩中の排泄物を十分に吸収し，しかも，肌には濡れたようには感じられないようになってきたので，夜はおむつを使用して本人も介護者もゆっくりと休めるようになってきた．認知症がある段階以上に進んだ場合には，高齢者にとっても介護者にとってもそのほうが合理的であるのではないかと考えられる．しかし，高齢者は皮膚が弱くなっていることも多いので，褥瘡をつくりやすく，局所の清潔に気をつけ，体位交換にも気をつけなければならない．

大声・興奮・暴力行為など

　在宅で認知症の人を介護するときにたいへん困ることのひとつに大声や叫声，暴力行為，興奮した状態での迷惑行為などがある．自分の思うようにいかなくて怒りっぽくなったり，興奮して大声をあげることがしばしばあるときには，気分転換をはかるように，介護者がしばらくのあいだその場から姿を隠したりしてなにが有効であるかを試行錯誤しながら見つけだしていくしかないが，どうしても収まらない状態が続くようであれば短期間の入院治療を考えなければならない．朝早く近所をまわって新聞を集めてきたり，マンション中の郵便受けから郵便物を全部集めてくる行為や毎晩，何十回となく電話をかけてお金がなくなったと訴える行為なども暴力行為以上に親戚や近所の人を悩ませる．夜中に戸外で自分の子どもが泣いているといって外に出て子どもを探したり，近所の家のインターホンを鳴らすなどの行為も近所に迷惑をかけるため，長く続くと在宅介護を続けるのは困難である．

　近所の人の理解を得ることが肝心であるが，何度も迷惑行為が続く場合には介護の場をかえるしか仕方のないことが多い．抗不安薬（精神安定剤）が有効のこともあるので，精神科の医師に相談したり，デイケアやデイサービスの利用，ショートステイを利用して生活のパターンをかえると収まることもあるので，試してみるとよい．このような介護サービスの利用は介護者にとってもゆとりが与えられ，新たな気持ちで介護を続けることも可能にするので，すすめられる．

その他の行動障害と危険な行為とその対応

　認知症の人ではいままでにあげた行動障害や精神症状のほかに種々の危険な行為がみられる．

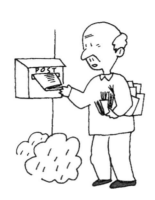

　食事に関する行動障害としては，同じものばかり食べて多種類のものを食べるようすすめても聞きいれず怒ってしまったり，済ませたばかりの食事を食べていないといって何度も食事を要求するということがよくある．本人に，言っていることは間違いだと否定すると，かえって混乱してしまいやすいので，その人の言うことを否定せず，「いま準備しますからちょっと待って」とやさしく話すほうがうまくいく．病気が進行してくると，食事以外のものを口に入れモグモグと口を動かしていることがよくある．ボタンや紙，ビニール袋，便，石鹸，シャンプー液，乾燥剤，義歯洗浄剤など，何でも口に入れてしまうので危険である．このようなものはできるだけ手の届く所へはおかないように気をつけなければならない．さらに病気が進行すると嚥下困難をきたし，よくのどに食べ物を詰めるようになる．防止策としては，食物を細かく刻んだり，ミキサーにかけて液状にしたり，ゼリー状にするなど，できるだけスムーズに飲み込めるように形状をかえる工夫が必要となる．

　火の不始末や火をもてあそぶなどの危険な行為もよくみられる．火の

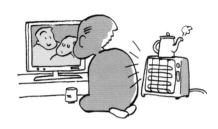

　不始末やガスのつけっぱなしは独居での高齢者の在宅での生活を脅かす．ガスは早い段階で元栓を切って，ほかの安全な電気器具への使用に切り替えざるをえない．このような方法でその後しばらくはだれかが気をつけて独居を支えることが可能であるが，やがては独居をやめる方策をたてなければならなくなる．火をもてあそぶのは病気がかなり進んでからであるが，家人が短時間留守をしたときに，大きな皿の上に紙を置いて火をつけ，自分では食事の用意をしているつもりであわや火事になるところというような場合もある．仏壇のろうそくに火を灯して，その火が袖に燃え移り火傷で亡くなることや，寝タバコの火から火事を起こすこともある．記憶力や注意力の低下のみならず，視力の低下や嗅覚の低下のために大事にいたることが多いので，火の取り扱いについては厳重に注意しなければならない．
　その他の行動障害として，介護上対処しにくいものに性的な異常行為がある．のぞきや触りであり，少し注意をすればそのような行為がなくなるようなときはやり過ごすこともできるが，執拗な気配の感じられるときには，厳しい態度で拒否したほうが後々よいことが多い．感じやす

II．種々の行動・心理症状への対応　89

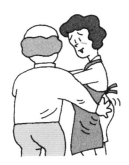

い年ごろの子どもがいる家庭や独居の認知症の人のところへ出かけるヘルパーにとって，性的な話や行為を露わにする人への対応はたいへんである．独居の高齢者宅でこのような行為がみられ，注意しても止まないようなときには，ヘルパーの交代を考えざるをえない．根底にはやさしくしてもらいたいとの欲求があって，言葉で言い表せない場合に出現しやすいので，できるだけ言葉でやさしく対応したり，異性のワーカーの同伴などを試みるのも一法である．

　そのほかにも種々の問題になる行為や症状がみられるが，それぞれの行為への対応は，下記のような点に留意してさまざまな工夫をし，根気よく愛情をもって接することが望まれる．

　①認知症の人がなぜそのような行動をするのかを自分がその人の立場になって考えてみる．
　②視力，聴力，記憶力，言語の理解力，計算力，顔の識別力，体力などすべてが障害されたと仮定したとき，どのようにしてもらったら安心できるかを想像してみる．
　③その人の表情がやわらぐときはどのようなときか，子どもや孫が話

しかけたときによい表情になるか，他人がなかにはいっているときのほうがよいかなどを観察してみる．
④介護者が疲れてやさしい声がかけられないときに異常な行動が増えていないかをみる．
⑤介護者が疲れたときにはできるだけほかの人の手を借りる工夫をする．
⑥相談者がみつからないときには，介護支援専門員や医師，保健所の精神保健相談員，地域包括支援センターの相談員，保健師などに連絡し，利用可能な社会資源を教えてもらい，できるだけ利用してみる．

これらの種々の行動・心理症状は病気の進行とともに変化していくのが普通であるため，できるだけ気長に構え，その段階に応じた対応の仕方を工夫し，愛情と忍耐をもって介護にあたることが大切である．

参考文献
1) 青木信雄（編）：老人の健康と心理．中央法規出版（1989）．
2) 加藤伸司（編）：痴呆性老人の心理学．（長谷川和夫監）高年期の痴呆シリーズ第5巻，中央法規出版（1992）．
3) 小林敏子（編著）：高齢者介護と心理．朱鷺書房（2000）．
4) Lipowski ZJ：A new look at organic brain syndromes. Am J Psychiatry, 137：6（1980）．
5) 室伏君士（編）：老年期痴呆の医療と看護．金剛出版（1990）．
6) 大江健三郎，大江ゆかり：快復する家族．講談社（1994）．
7) 赫　彰郎（監）：老人のための家庭医学百科．ワールドプランニング（1994）．
8) 矢内伸夫：痴呆性老人の理解と介護．ワールドプランニング（1994）．

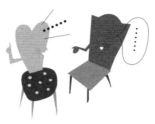

第4章
認知症の人の介護はどこで どのようにされるのが望ましいか

I. 在宅介護への支援

在宅介護はどこまで可能か

　高齢になって，介護を要するようになったとき，多くの人は住み慣れた家で介護を受け，穏やかに過ごせることを願うが，在宅での介護の担い手はしだいに減ってきている．とくに認知症の在宅介護は種々の条件がそろわないとむずかしく，介護施設または，自宅と施設の中間的な住まいに介護サービスが加わった生活の場が必要となってきている．

　日本の認知症高齢者数は 2002 年には厚生省推計によると，約 149 万人であった．そのうち在宅介護を受けている高齢者は 73 万人（49.0％），入院・入所など施設介護を受けている人は 76 万人（51.0％）であった．その後，2000 年 4 月より介護保険が運用されるようになり，社会的介護サービスの充実が計られてきているが，介護を要する高齢者の増加はそれを上回っている．

　2010 年 9 月の厚生労働省老健局の行政説明資料によると，認知症高齢者日常生活自立度Ⅱ以上（何らかの見守りや介護を要する認知症の状態，表 4-1 参照）の認知症高齢者数推計では約 280 万人で，在宅介護を受けている人が 140 万人（50.0％），入院入所など施設介護を受けている人が 140 万人（50.0％）であった（表 4-2）．今後も認知症高齢者数は増えると予想され，2020 年には 630 万人になると推計されている．

　高齢者世帯の核家族化や長寿化がさらに進み，今後の認知症高齢者数の増加に対して，在宅介護への支援はもとより，在宅以外の場所での介護サービス増強の必要性が高くなってきている．

　2002 年と 2010 年のデータは評価基準がまったく同一ではないため，そのまま比較することはむずかしいが，何らかの見守りや介護を要する

表 4-1 認知症高齢者の日常生活自立度判定基準

ランク	判断基準	みられる症状・行動の例
I	何らかの認知症を有するが，日常生活は家庭内および社会的にほぼ自立している．	
II	日常生活に支障をきたすような症状・行動や意思疎通の困難さが多少みられても，だれかが注意していれば自立できる．	
IIa	家庭外で上記 II の状態がみられる．	たびたび道に迷うとか，買い物や事務，金銭管理などそれまでできたことにミスが目立つ等
IIb	家庭内でも上記 II の状態がみられる．	服薬管理ができない．電話の応対や訪問者との応対など1人で留守番ができない等
III	日常生活に支障をきたすような症状・行動や意思疎通の困難さがみられ，介護を必要とする．	
IIIa	日中を中心として上記 III の状態がみられる．	着替え，食事，排便・排尿が上手にできない，時間がかかる．やたらにものを口に入れる，ものを拾い集める，徘徊，失禁，大声・奇声を上げる．火の不始末，不潔行為，性的異常行為等
IIIb	夜間を中心として上記 III の状態がみられる．	ランク IIIa に同じ
IV	日常生活に支障をきたすような症状・行動や意思疎通の困難さが頻繁にみられ，常に介護を必要とする．	ランク III に同じ
M	いちじるしい精神症状や周辺症状あるいは重篤な身体疾患がみられ，専門医療を必要とする．	せん妄，妄想，興奮，自傷・他害等の精神症状や精神症状に起因する行動障害が継続する状態等

（平成18年4月3日　老発第0403003号「「痴呆性老人の日常生活自立度判定基準」の活用について」の一部改正について）

表4-2 認知症高齢者の居場所別内訳（2010年9月現在）　　　（単位：万人）

	居宅	特定施設	グループホーム	介護老人福祉施設	介護老人保健施設等	医療機関	合計
「認知症高齢者の日常生活自立度」Ⅱ以上	140	10	14	41	36	38	280

介護老人保健施設等には，介護療養型医療施設が含まれている．
（厚生労働省：「認知症高齢者の日常生活自立度」Ⅱ以上の高齢者数について．2012年8月24日）

表4-3 家族形態別にみた高齢者の割合の年度別推移

	1990年	2002年	2006年	2010年	2012年
一人暮らし	11.2%	14.2%	15.7%	16.9%	16.1%
夫婦のみ	25.7	35.1	36.5	37.2	37.5
子どもと同居	59.7	47.1	43.9	42.2	42.3
その他	3.3	3.5	3.7	3.6	3.9

認知症の人ということでは大略同じと考えられ，推計値も比較的近いものである．認知症高齢者数は図2-1（p.31）にも示すように，確実に増加している．そして，認知症高齢者の日常生活自立度Ⅱ以上の人では在宅以外の場所で介護を受けている人が増えている．

その一因として，高齢者世帯の核家族化，認知症ケアの特殊性，求められるサービスの多様性などがあげられる．表4-3に家族形態別にみた高齢者の割合の年度別推移を示すが，子どもと同居する高齢者は1990年から2012年にかけて，59.7％から42.3％へ減少し，一人暮らしまたは夫婦のみ世帯が36.9％から53.6％へと増加している．高齢者が介護を要するようになったとき，それまで同居していた家族が介護するのもたいへんであるが，別居していた家族が高齢者を呼び寄せての介護は数週間

も続かないことが多い．認知症高齢者の場合は呼び寄せての介護を持続させるのはとくに困難なことが多い．その結果，在宅介護者数は1990年と2002年ではほとんどかわらない（74万人→76万人）が，施設介護を受けている人は25万人から76万人へと約3倍に増加している．さらに2010年には表4-2に示すように在宅で介護を受けている認知症高齢者は140万人，在宅外で介護を受けている人は140万人である．

2012年2月現在，「要介護2」以上の要介護高齢者は347万1000人で，65歳以上の高齢者数の10.9％と増えているが，わが国では介護老人福祉施設や介護老人保健施設，有料老人ホームやグループホームなどの施設系をあわせて，65歳以上の高齢者数の4.4％の居住定員が設けられているにすぎない．欧米をみると，スウェーデンでは高齢者に対して6.5％，デンマークでは10.7％，イギリスでは11.7％の施設定床が用意されている．日本では，軽度〜中等度認知症の人の生活の場として設けられているグループホームが2000年には605施設であったが，2013年には12,124施設へと飛躍的に増加した．また，介護付き有料老人ホームも2005年8万5064戸から2008年13万1314戸へと増床している．しかし，介護保険財政の悪化を懸念する地方自治体が，介護老人福祉施設や介護老人保健施設の増床はもとより，介護保険が適用される有料老人ホームなどの特定施設の新設を規制できる総量規制の体制をとっているため，今後大幅な増床はむずかしい状況にある．今後も認知症高齢者数の増加が見込まれ，在宅介護が困難な認知症の人を受け入れられる施設定床の増加や，介護が最期まで安心して受けられる高齢者専用住宅の増床が望まれる．

内閣府高齢者の健康に関する意識調査から，認知症高齢者に対する望ましい介護のあり方を表4-4に示すが，在宅の介護が望ましいとする回

表4-4 認知症高齢者に対する望ましい介護

望ましい介護 \ 実数	平成4年 1,413人	昭和62年 1,452人
在宅で身近な家族がすべて面倒をみる	23.4%	27.0%
在宅で家族ができない部分は公的サービス	23.6	15.6
公的な老人ホームで介護を受ける	20.8	19.3
病院にはいって専門的な治療を受ける	27.0	31.4
その他	0.3	0.3
わからない	5.0	6.4

（総務庁：老後の生活と介護に関する調査．1992年9月より）

答は平成19年調査で44.5％であった．入院・入所など施設介護が望ましいとした回答は49.3％であった．そして，在宅介護を望ましいと回答したもののうちの約半数は家族だけではできないことについて公的サービスを望んでいた．この数値は昭和62年に比べると，平成19年には在宅介護が望ましいとの回答がやや増加し，病院に入って治療を受けるがやや減少している．

　認知症ケアの特殊性としては，その初期には不安や焦燥感，不快な気持ちになりやすく，それが高じて周囲の人に対して被害的な気持ちをもちやすくなる．とくに一番親身になってお世話している人に敵意をみせるなど気持ちを逆なでするような言動をみせるため，お世話を中断せざるをえなくなることもよくある．病状は徐々に進行し，中期，重症期へと進むに従い，第3章に詳細に述べられているような行動・心理症状（BPSD）が出現することが多くなるとともに日常生活動作能力の低下が進行してくる．介護者は初期には精神的に傷つき，抑うつ的になり，介護を続行できなくなる人も多い．中期・重症期には心身共に傷ついて，

98　第4章　認知症の人の介護はどこでどのようにされるのが望ましいか

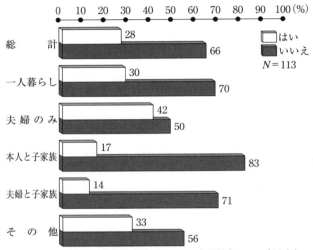

（A市における高齢者の健康と介護についての専門調査，1992年より）

図4-1　社会的支援があれば在宅介護が続けられたか（家族構成別）

介護放棄や虐待をしてしまう人もいる．症状はしだいに重症化し，治癒する見込みが少なく，出口がみつからなくなっていくからである．このようなとき，社会的支援や周囲からの支えがあると在宅介護が続けやすくなる．

　1992年に筆者の1人が参加してA市における認知症高齢者の介護に関する調査を行ったとき，在宅介護が困難となって入院や入所をされた家族に「社会的支援があれば在宅介護が継続可能であったか」と質問した．その結果は図4-1に示すとおりで，約66％が「どんな支援があっても在宅介護の継続は困難であった」と回答した．

　それを家族構成別にみると，「どんな社会的支援があっても在宅介護は

無理」と回答した率が高かったのは本人と子家族（83％），次いで夫婦と子家族（71％）であった．一人暮らしの認知症高齢者世帯では70％であったので，独居世帯よりも三世代同居家族のほうが，一度在宅介護が困難な状況に直面するとすぐに「どんな支援があろうとも不可能」とあきらめてしまうという結果であった．「社会的支援があれば何とか在宅介護が続けられたであろう」と半数近く（42％）が回答したのは夫婦のみの家族であった．

　この数値は認知症高齢者が子家族と同居して住むことのむずかしさを示している．介護保険施行後に同じ調査がなされていないので，その後の変化を示せないが，介護者の続柄調査では配偶者による介護が増加し，次いで娘，息子による介護が増加し，子の配偶者（おもに嫁）による介護は1987年以降2010年にかけて半減に近く減少し（45.9％から15.2％），その後も減少傾向にある（全国社会福祉協議会による1987年の「在宅痴呆性老人の介護実態調査」および2001〜2010年の厚生労働省による「国民生活基礎調査」より）．

　要介護者等からみたおもな介護者の続柄および同別居の状況は図4-2に示すとおりであり，配偶者，子，子の配偶者で在宅介護者の大部分を占める．

　また，男性介護者の増加が近年目立って増加してきている．

　「だれに介護を望むか」という世論調査（2012年の内閣府による）の結果を表4-5に示すが，配偶者に介護されたいと回答した人が半数以上で，しかも，増加傾向にある．

　これらの調査結果から在宅で介護をしている配偶者は，社会的な介護サービス支援を受けて，介護を続けたいという気持ちをもっており，介護を続けることに肯定的態度をみせている．子家族との同居の場合は，

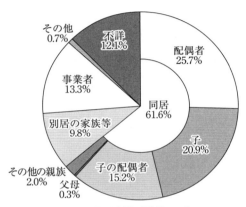

資料:厚生労働省「国民生活基礎調査」(平成22年)

図 4-2 要介護者からみたおもな介護者の続柄および同別居の状況

　子家族がフルタイムでの仕事や子どもの教育に時間を割かねばならず,在宅介護を続けたいと願っても長期間にわたっての介護はなかなか困難な現状である.まだ介護される状態に至っていない場合には,嫁にはあまりみてもらいたくないと思っているが,実際にはまだ20数%は嫁が介護している現実がある.

　図 4-3 に歳老いた親の扶養に対する各国の青年の意識調査の結果を示すが,日本人の親の介護に関する意識はスウェーデン人,ドイツ人に次

表4-5 誰に介護を望むか

	2012年度	2002年度		2012年度	2002年度
配偶者	57.7	53.4	家政婦	1.9	1.8
こども	56.8	52.8	特にない	0.6	0.0
ホームヘルパー	36.5	19.1	わからない	0.4	1.1
訪問看護師	19.0	6.7	その他	0.0	1.2
子どもの配偶者	13.0	25.3	友人・知人	0.0	0.5
兄弟姉妹	3.2	2.3	となり近所の人	0.2	0.1
その他の家族・親族	1.9	2.5			

資料：内閣府「高齢者の健康に関する意識調査」を元に老健局作成

いで非常にクールである．老親の扶養よりは本人の生活や子どもの教育などを優先して考える人が多いと思われる．日本での三世代同居率は減少してきているとはいえ，スウェーデンと比較すると，数倍は高い．しかし，介護を要するようになったときには，とくに認知症になったときには社会的介護サービスが充実してきても，子世代が在宅介護継続を望まない，あるいは，できない可能性が高い．

老親の方は家で皆と共に生活することを望み，訪問介護やデイサービス，デイケア，ショートステイなどを利用して在宅で過ごすことを望んでいる人も多いが，反対に，そのような社会資源の利用を本人が拒み，家族間での軋轢が強まることもよくある．認知症高齢者本人には介護者の気持ちを理解し，介護されていることに感謝するとの思いが生まれないことも多く，介護者は報われないとよく話される．認知症ケアにはこのようなつらさが隠されており，介護期間が長くなると，さまざまな問題を起こしてくる．

必要な社会的支援として，当時あげられたのは「ヘルパーの頻回の訪問」「毎日利用可能なデイサービス」「必要な時に自由に利用できるショー

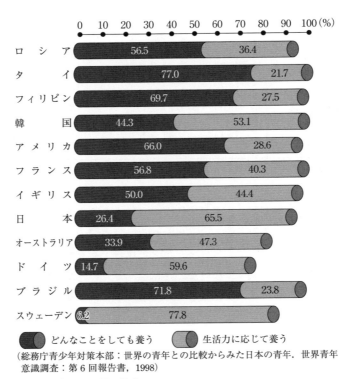

図 4-3　歳老いた親の扶養

トステイ」「医師の往診」などであった．これらの要望は介護保険発足後，徐々にではあるが満たされてきている．しかし，介護サービス利用者は年々増加しており，表 4-6 に示すように介護給付費がこの 12 年間で 2190 億円から 5872 億円へと増加し，各自治体とも，保険料の値上げをせざるをえない状況にある．今後とも介護サービスへの需要は増加すると考えられ，とくに認知症ケアに必要とされるきめ細かなサービスの

表4-6 介護サービスと介護給付費の推移

	居宅（介護予防）サービス	地域密着型（介護予防）サービス	施設サービス	合計
利用者数				
平成12年4月	97万人	―	52万人	149万人
15年4月	201	―	72	274
18年4月	255	14万人	79	348
19年4月	257	17	81	356
21年4月	278	23	83	384
23年4月	306	27	84	417
24年4月	324	30	86	440
介護給付費				
平成12年4月	618億円	―	1,571億円	2,190億円
15年4月	1,825	―	2,140	3,965
18年4月	2,144	283億円	1,985	4,411
19年4月	2,291	344	2,052	4,687
21年4月	2,655	445	2,141	5,241
23年4月	2,869	506	2,061	5,435
24年4月	3,125	582	2,165	5,872

資料：厚生労働省「介護保険事業状況報告」
端数処理の関係で，合計の数字と内訳数が一致しない場合がある．
地域密着型（介護予防）サービスは，平成17年の介護保険制度改正に伴って創設された．
（高齢社会白書平成25年度版，p.85 より）

供給が必要である．

　多くの人は在宅で何らかのサービスを受けながら生活したいと願っているが，同居する家族がいない場合には，介護をより多く要する中等期から重症期には在宅での生活は無理となる．そのようなときにはグループホームや介護老人福祉施設などの施設入所が必要である．しかし，前述のように，施設定床は十分ではない．施設定床の増床や安心・安全な

介護サービスが保障される高齢者向けサービス付住宅や住宅型ホームなど何らかの支援策の充実が望まれる．2015年現在，無届けの要介護者向け住宅が急増してきており，早急の対応が望まれる．

認知症の人を在宅介護している介護者の心理と高齢者への思い

　認知症の初期には「もの忘れがひどくなった」「何度も同じことを尋ねて困る」「ものをしまい忘れて探し物が増えた」などがみられ，正常の加齢現象なのか病的なものなのか分かりにくい時期がある．この時期には共に生活をしていない他人には異常を気づかれることは少なく，日常生活もどうにか大過なく過ごせる．しかし，この時期でも同じものを何度も買ってきたり，電話の取り次ぎがうまくできなかったり，大切な書類が隠されて出てこなかったりすることが度重なってくると，同居の家族は神経をすり減らしてしまう．

　認知症状がしだいに進行し，少し話しただけで周囲の人に認知症であることがわかるようになるころには，日常生活上目が離せなくなり，ずっとだれかが付いていなければならなくなると，どうして，この人がこのような病気になったのか，この先どうなるのかと不安になる．そしてなにか失敗すると叱責してしまい，その結果，余計に混乱が引き起こされ途方に暮れてしまう．病気が疑われるときは，専門医を早く受診することが勧められる．種々の検査を受けた結果，認知症であることを知らされ，この先の経過が長いこと，多少は効果のある治療薬があり，対応の仕方で進行を遅らせることも可能であることを伝えられるが，家族はまさかの事態に直面して，その事実をなかなか受け入れることができない．

　その後の長い介護をあまり落ち込まず，続けるためには同じ経験をした先輩の家族介護者や近隣や親族のやさしい支えが必要であり，自分自

身を失わないように，介護者という役目以外の自分を保持するよう心がけることが大切である．そのためには，できるだけ多くの社会的介護サービスを取り入れ，介護者が休養日をとれるような手配が必要である．

また，介護ストレスを発散し，介護を少しでも楽に続けられるような工夫をすること，遠慮しないで愚痴を言い合える仲間をみつけること，気分転換ができるような楽しみを介護のために止めてしまわないことなどが大切である．いつまで続くかわからないつらい介護生活のあまり無理心中を考えることや，認知症高齢者を家から排除しようと考えることもよくある．介護者が認知症高齢者の介護を受け持つようになったことを肯定的にとらえ，前向きに一日一日を過ごそうと思えるようになるには，種々の試練を越え同じ悩みを抱えている人びとと出会い，いろいろな面で諭されてからであることが多い．

ここに，事例を示すことによって，在宅で認知症高齢者を看取った人びとの心の軌跡を紹介したい．

【症例1】Aさん，女性，68歳で発病，81歳まで夫に介護されて死亡

Aさんは気心のやさしい，世話好きな主婦で，子どもを2人育て，夫

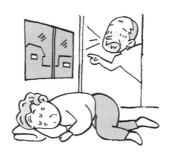

と2人の生活を送っていた．70歳のころまでは少しもの忘れがひどいと思われる程度であったが，しだいに家事ができなくなり，食事の用意に時間がかかり，さらに「頭が痛い」と言って夕方になってもなにもしないで横になっていることが多くなる．夫が「そんなことでは困る」と言って大きい声をだすと，泣いてしまったり，時には声を荒らげて逆らったりするため，夫が食事の準備をしなければならないことがしだいに増えた．同じことを何度も言ったり，大事な行事の日時をすっかり忘れてしまっていたりするので，このごろどうしたのかと夫が心配していたある日，Aさんは家を出て行方不明になり大騒ぎとなった．近所の人が手分けして探しても見つからず，翌日になって，電車で数駅も離れた場所で裸足でうずくまっているところを保護された．家の近所で迷ってうろうろしているところを近所の人に助けられることは何度かあったが，これほど遠くまで行ってしまい，容易に見つけられなかったのは初めてであり，このことは夫にとってたいへんなショックであった．

　Aさんはそのころにはもう家事はほとんどできず，昼間寝ては夜になるとゴソゴソしたり，お風呂から出て水を絞らないままのタオルを体にまいてその上から寝巻きを着たりする．夫はそれらの世話で体調を崩してしまい，このさき生きていても子どもたちに迷惑をかけるだけだからと妻といっしょに死ぬことを考えることもしばしばであった．そんなとき，夫は「認知症の人と家族の会」の存在を知った．そして，家族の会に病気の妻を同伴して出席し，認知症の介護で悩む多くの家族と交流をもつようになった．筆者らともこの会で知り合いとなった．

　ボランティアが家庭に出向いて援助するようになり，介護者である夫に精神的ゆとりが少しずつ生まれ，夫のAさんへの接し方もかわり，それに相応してAさんが穏やかになっていった．

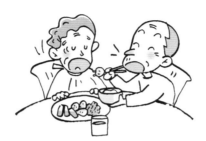

　その後，Aさんが急性肺炎となり，筆者のひとりが勤務しているB病院に入院することとなった．認知症は徐々に進行しており，介護者がみていないと抗生物質のはいった点滴注射を引き抜いてしまったり，高熱があっても安静が保てないので，夫が泊まり込みで付き添った．1週間ほど治療したのち，Aさんが小康状態となったので，一日ゆっくり休んでもらおうということになり，夫に自宅へ帰ってもらった．ところがその晩，Aさんは便を口にいれ，顔も布団も便だらけにしてしまった．このような行為があると介護者はその始末にたいへん苦労するのであるが，夫は入院中に周囲の人びとから受けた温かい言葉や手助けに心休まる思いがしたといい，妻を介護することを神の思し召しとまで考えるようになって，手のかかる妻にやさしく，このうえなくいとおしいという気持ちをもって接するようになっていった．

　そして，数年間，夫はAさんを最期まで在宅で介護した．それはなかなか真似ることのむずかしい行為であったが，Aさんの夫は介護を自らの生きがいとして，心をこめてすすんで行い，つねに感謝の気持ちで生きてこられたためか病気にも罹られず，その後数年間健在に過ごされた．

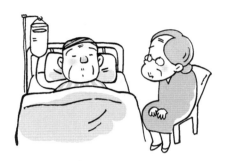

【症例2】Bさん，女性，家族の介護をし続けたのち，83歳で死亡

　Bさんは明治生まれのしっかりした性格の人であった．結婚後は専業主婦として家事，育児に専念し，夫の仕事の助けもしながら歳を重ねてきた．40歳代の後半からは夫の両親の世話に明け暮れ，なかなか自分の楽しみをもつゆとりもなく，還暦を迎えた．そのころ，舅がこの世を去り，その2年後に姑も後を追うように亡くなった．長い介護の日々から解き放たれてようやく自分の自由な時間がもてるようになった．

　しかし，それも束の間，今度は夫が脳卒中で倒れて入院した．夫は幸い命は取り留め，リハビリに励んで6か月後に退院して家に帰ることができた．そして，右半身が少し不自由ではあったがBさんに支えられて穏やかな月日を過ごした．

　年月がたち，Bさんが70歳を越えて間もないとき，夫が再び脳卒中発作にみまわれた．発作は重篤で1週間たっても意識が回復せず，食物を飲み込むことも不可能であった．そのため，鎖骨下静脈から点滴用の管が通され，24時間連続の持続点滴で栄養補給がなされた．下のほうか

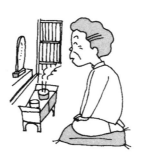

らは排泄のための管が挿入され，薄黄色の尿がその管をつたって排出され，その先の透明な袋に溜められた．医師からは，今度は助からないでしょうと言われ，Bさんはこのさきどうしたらよいかと思い悩むばかりであった．

　夫は1か月ほどたったころ，意識は回復しないままであったが命には別状ないとの診断で，とりあえず個室から4人部屋に移ることになった．

　そこで同じような境遇の人がほかにも多くいることに気づいた．目は開いているが焦点はあわず，意思の疎通がまったくできない人や，鼻に少し太い管を通され，食事の時間になると栄養剤が流し込まれて命が保たれるという状態で，時々おーおーとうなるような声だけあげる人もいたが，みな自分では身体を横に向けることも手や足を動かすこともできない．彼らは生きている人には違いはないが，苦しいとも悲しいとも言わないし，家の人が側にいても，まったく反応しない．Bさんは時々言い知れぬ思いに沈み，泣きだしてしまいそうになった．

　見舞いにきた息子とその嫁に，Bさんは「どうか私が病気になったと

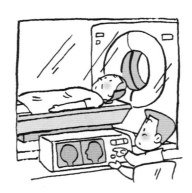

き，こんなことはしないで！」と懇願した．そして，また「歳をとってから病気になっても，入院させないで！」と子どもたちに心から頼んだ．そのようなことがあった約2か月後に，夫は肺炎を併発して，ものを言わぬままにこの世を去った．

　夫の葬儀を済ませ，四十九日も済ませてから，Bさんはぼんやりと過ごすことが多くなった．息子夫婦が「いっしょに住もう」と誘ったが，Bさんはまだ自分のことは自分でできるし，息子夫婦に遠慮しながら生活するのも億劫であるといって，一人でいままでの家に住むことにした．寂しいけれど，気兼ねなく夫の位牌に話かけるなどして時の流れにまかせるように毎日を過ごしていた．

　そんなある夜，Bさんは急に腹痛を覚え，差し込むような痛みがだんだん激しくなるので，仕方なく救急車を呼んで入院した．病院で，これは胆石症の発作であり手術をしなければいけないと言われ，痛みがあまりに激しいので言われるままに手術を受けることにした．手術は無事に終了して，回復も順調であった．そのようなある日，息子がBさんに，

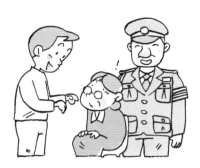

　もう一人で住まないでいっしょに暮らそうと厳しく諭した．病後で気持ちが弱くなっていたBさんは一人住まいをやめて，息子夫婦と同居することに同意した．

　息子の所帯は孫たちが独立して，核家族となっており，思っていたよりは居心地がよかった．息子の嫁はあまり気遣うような性格ではなく，物事は何でもはっきり言って，あっさりしているのでBさんは好きなように暮らすことができた．しかし，胆石の手術後3年くらいたったころからBさんは同じことを何度も尋ねるようになった．息子夫婦はBさんのもの忘れがどうもほかの高齢者に比べて激しいと思われたために，専門医を受診させた．

　専門医は息子夫婦に，CTスキャンや脳波検査，心理検査，その他の身体的な検査を行った結果，Bさんはアルツハイマー型認知症の初期であると伝えた．そして，アルツハイマー型認知症は現在のところ治療法がほとんどないので，「家庭で温かく介護されるのがよいでしょう」と話した．息子夫婦は，認知症は薬物で多少は進行防止が可能なこともある

が，徐々に進行するのを止めることが困難であることも知らされた．さらに，体調をくずさないように気をつけながら，Bさんにできることはできるかぎりしてもらい，日常生活にはりをもってもらうよう配慮して介護するようにとのアドバイスを受けた．

　Bさんの認知症は徐々に進行し，時にはお財布がないといって騒ぐこともあったが，いっしょに探してみると，たいていは家の中のきまった場所で見つかり，家族は介護をしながらそのコツを覚えていった．なにか問題となることが起こってもむきになって止めたり，逆らったり，叱ったりせず，Bさんの気持ちを大切にしつつ介護した．3年ほどたったある日，Bさんが散歩に行くといって出かけたまま夕方暗くなっても帰ってこないという出来事が起こった．四方八方を手分けして探しても，その晩はついにBさんを見つけることができなかった．警察に届け出て，翌日の夕方，歩いてはとうてい行けないほどの遠い町でBさんが保護されているとの知らせがはいり，迎えに出向いた．Bさんはキョトンとした表情であったが，息子が「帰りましょう」と声をかけると，たいへんうれしそうな顔をしてついてきた．

　その後もBさんは出かけて帰れないことが何度かあり，その度に警察のお世話になって，事なきをえていた．そのころはもう78歳になり，背丈は低くなり，体重も減ってきた．そのわりには食事がよくすすみ，時々食事を済ませてすぐに，「ご飯はまだでしょうか」と息子の嫁にすまなそうに尋ねた．嫁は母が不憫で，その度に「ちょっと待ってね」と言ってなにか軽い食べ物をつくり，いっしょにおしゃべりをしながら付き合った．しかし，Bさんはもうあまり上手には言葉がでなくなっており，「世話になってすまんなあ」と口癖のように言った．時に小用を失敗することもあり，嫁にすべての世話をしてもらうようになった．息子はそのよ

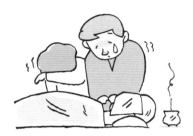

うな母と妻をみて，妻に感謝の言葉をかけ，その労をねぎらったが，嫁は自分の身体が疲れはてており，内心いまにも自分のほうが倒れるのではないかと思った．

　そして，Bさんはしだいに歩き方があやふやになり，お風呂も抱えるように全面介助しないと入れなくなった．衣類を脱いだり着たりすることはかなり以前から全面介助しなければできなくなっていたが，食事も助けなければ食物を前にしてボーッとしているか遊んでしまう．それでも，機嫌のよいときはうれしそうに笑うので，周りの人はその笑顔を見てほっとするのであった．息子夫婦は，人はこんなふうにして童子に返り，天に召されるのかと思った．そして，母が食事ができなくなったときにはどうしたらよいかと話し合い，兄弟とも相談しておこうと考えた．息子はやはり入院がよいだろうと考えた．しかし，息子の嫁と妹はBさんが夫の看病をしていたころに言っていたことを思い出し，最期まで家で介護しようと提案した．ここまで家で看病してきたのだから最期までという意地もあった．そして近くの医院にお願いして，月に2回ほど往診してもらった．医師はきさくで，もう還暦は過ぎていると思われるが，たいへんやさしく，「なにかあったら何時でも連絡なさい」と言ってくれ

たので，安心して最期まで家庭で介護ができた．

　Bさんが亡くなったのは在宅医療開始後しばらくして，肺炎を患って発熱し，食事がとれなくなって数日後のことであった．苦しい様子はみせず，眠るようで穏やかな大往生であった．83歳の誕生日の前日であった．息子夫婦は介護の日々を思い出し，最期のときは入院させて点滴で身体をもたせたほうがよいのではないかとたいへん悩んだが，いまではBさんが元気なころに言っていた願いをかなえてあげてよかったと思っていると語った．

　家庭で最期まで介護しようと思えば，介護者がかなりしっかりとした気持ちをもって，自分がすべての介護を背負い込むくらいの決意をしなければならない．病院に任せる人が多くなった昨今，Bさんの例は人の最期の看取り方の重さを教えてくれる．

在宅介護への支援はどこに重点をおいたらよいか

　多くの人は歳をとって障害をもつようになったとき，在宅で介護を受けたいと望むが，認知症の介護を家族で行う場合には，種々の条件が満たされないとなかなか困難なことである．その条件は下記のようなものである．
　①家族が認知症の人に対して愛情をもち，家庭で介護したいとの強い希望をもっている．
　②家族とその人の関係が以前からよい状態にある．
　③介護をすることができる家族が同居している．
　④住みやすい住環境がある．
　⑤経済的基盤が安定している．
　⑥介護する家族が健康である．そして介護者を支援する人が存在する．

⑦認知症があっても随伴する行動・心理症状が少なく，何とか対処することができる．
⑧社会的支援（介護支援専門員，ホームヘルパー，ショートステイ，デイサービス，訪問診療，訪問看護など）が充実している．

これらの条件がそろわないときに，認知症の人を在宅で介護し続けることは困難となるが，その場合にどのような支援の方法があるかを考えてみたい．

(1) 家族の認知症の人への愛情が薄く，家庭で介護したいと思わない，あるいは家族とその人の関係が悪い場合

　家族は認知症の人に対して拒否的な気持ちを抱いていることが多い．義務的に介護しているため，介護の負担感はかなり大きなものとなっている．

＜支援の方法＞

　家族の負担感を軽減させ，認知症の人に対してやさしい気持ちになれるように，精神的・肉体的な余裕をもたせる．そのために，だれかが親身な相談相手になり，利用可能な介護サービスをできるだけ多く取りいれる．

　①病状や経過についての説明は精神科医や老年科医が受け持つのがよい．今後のおおかたの見通しや病気がどう変化していくのかを介護者にわかってもらう．

　②相談相手としては，介護支援専門員，医師，保健師，看護師，精神保健相談員，作業療法士，理学療法士，ヘルパー，介護経験者など，認知症に関する知識と経験をもち，介護する人の気持ちを理解できる人があたるのがよい．

　③社会資源を上手に利用して，ゆとりをもつことをすすめる．

④家族の会などの情報交換の場に誘い，気持ちの切り換えをしたり，愚痴を言い合って，ストレスを発散させる．
　⑤負担感をため込まないよう，介護をまったく忘れる自分の時間をつくる（大声を出して歌う，運動をする，なにか好きなことをするなど）．
　種々の試みをしても，在宅でみることが困難な場合には介護者が病気で倒れたり，高齢者虐待がみられるまえにショートステイの利用や施設入所を積極的にすすめる．

(2) 介護する家族が同居していない，あるいは介護スペースが家庭にない場合
＜支援の方法＞
　認知症が軽度の場合は配食サービスの利用や，火やガスの危険防止に重点をおいて，デイサービスの利用，訪問介護を上手に組み合わせることで在宅介護が可能である．
　①金銭の管理や介護サービスの利用がむずかしくなった場合に

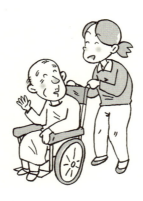

は地域包括支援センターに相談し，自立支援サービスにつなげる．また，なにか問題が起こった場合の連絡先を支援チームのメンバーそれぞれによくわかるよう明示しておく．
②ケアマネジャーが中心となって，支援チームで話合いの機会を何度ももつ．
③だれが介護の中心になるかを決めておき，連絡を密にとるようにする．

認知症が進行し，排泄障害や徘徊や危険行為が出現すると在宅介護は困難である．軽症期にグループホームやケアハウスにはいることができると，中等症期もそこで過ごすことが可能である．2000年以降，グループホームやケアハウスがかなり多く設立された（2014年，グループホーム 12,537 施設，ケアハウス 2,014 施設あり）．その人にあうホームであるかどうか前もって何度か訪れてから入所を決めるのがよい．

(3) 家護する家族が病気がちの場合

＜支援の方法＞

頻回にわたるヘルパー訪問やショートステイ，デイサービスの利用を多くする．しかし，介護度に応じて利用制限があるため，制限を越える場合への経済的支援が必要である．

(4) 随伴する行動・心理症状が著しい場合

＜支援の方法＞

精神科外来を受診し，対応法の指導や向精神薬の投与を受けることにより，症状が少しは穏やかになる可能性がある．認知症疾患センターや保健所に相談をして，受診することがすすめられる．地域によっては保健所の嘱託医が往診してくれる．一時期精神科

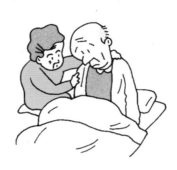

専門病院で入院治療を受け，随伴する行動・心理症状が軽くなったときには，また在宅介護を続ける．
(5) 経済的負担が重く，在宅介護が困難な場合
　＜支援の方法＞
　経済的支援を要する人に対して，各市町村は優遇措置をとっていることが多く，不十分ではあるが，利用できる制度を利用して対応する．

認知症に伴う行動・心理症状が著しい場合は，精神科受診で多少介護しやすくなる場合がある．しかし，それでも困難なことが多く，介護の手が多くかかり，家族だけではとても賄いきれない．「在宅介護はどこまで可能か」の項で述べたように，在宅介護を何とか続けたいとの願いの強い老夫婦やその他の家族に対してきめの細かい支援が望まれる．在宅介護が続けられるかどうかの最も大きなポイントは家族にそうしたいとの強い気持ちがあるかどうかだからである．ただし，家族がすべてを抱え込んでしまわないように，無理心中や虐待防止に気を配る．
　望まれる支援としては，ホームヘルパーの頻回の訪問や必要なときに

Ⅰ. 在宅介護への支援　119

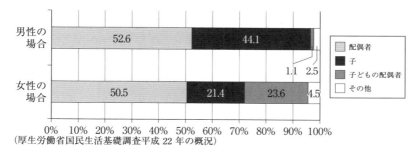
（厚生労働省国民生活基礎調査平成22年の概況）
図4-4　認知症外来受診者の主たる介護者

利用できるショートステイ，訪問看護や医師の往診，入浴サービス，夜間の行動・心理症状への対処などがあげられる．このようなサービスが各地域において質量ともに充実され，有機的連携をもってスムーズに運用されるようになると，在宅での介護がいままでよりも続けやすくなると考えられる．

家族への支援

　認知症の介護は長期にわたる場合が多く，その人が病気になるまえには想像もできなかったようなつらい状態が続くので，介護を全うすることが困難な例が多い．介護の途中で行き先がみえなくなって，あるいは燃え尽きて心中まで考えてしまう例もかなりある．そのような不幸なことが起こらないような支援，家族が疲れはてて倒れてしまわないような支援が望まれる．

　認知症の人を在宅で介護している家族の続柄に関する調査は多い．以前は，在宅介護の役割はそのほとんどが女性，なかでも息子の配偶者に課せられていた．次いで，娘，妻がその役を担ってきた．図4-4に平成

22年の厚生労働省国民生活基礎調査による認知症外来受診者の主たる介護者の続柄を示す．男性・女性にかかわらず配偶者が主たる介護者であるが，男性の場合は配偶者について，子が介護している場合が多い．女性の場合は子供の配偶者および子供が介護している．

認知症の人を介護している家族への支援のあり方はそれぞれの例で異なる．それぞれの認知症の程度，病因，病期，随伴する行動・心理症状の有無，過去から現在にいたる家族と高齢者との関係，家族の高齢者に対する情愛，経済状態，住環境，家族の健康状態や生活態度などによって，個々にケアプランを策定する必要がある．その際，次のような要点を念頭において，具体的な支援を探る必要がある．

①認知症の人自身と家族はどこでどのように介護されるのを望んでいるか．
②家族が精神的かつ肉体的ゆとりをもつようになるにはどのような支援が必要か．
③家族を混乱させている主たる原因はなにか，それを取り除くにはどうすればよいか．

介護者が高齢であって他の同居者がいない場合には介護者も病気がちであったり，新しい情報を提供しても理解されにくく，家族への支援が困難となることが多い．しかし，独居世帯や老夫婦世帯が増えている現在，それを避けてとおることはできない．離れて住む肉親に連絡をとり，社会資源を上手に利用するような支援を考えていかなければならない．

図4-5に地域で支える高齢者ネットワークの一例を表4-7に地域包括支援センターの役割を示す．このような地域における福祉サービスや地域包括支援センター，保健所，医療機関などの利用方法を家族に知らせ，実際に利用しやすように手引きすることが重要である．

Ⅰ．在宅介護への支援

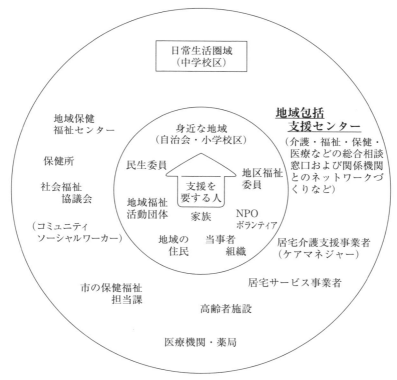

図4-5　地域で支える高齢者ネットワーク

表4-7　地域包括支援センターの役割

高齢者が可能な限り住み慣れた地域で，健やかに生活していけるように介護・福祉・医療などさまざまな面から総合的に支えるための拠点で，おおむね2～3万人の人口に1か所設置されている．
社会福祉士と保健師，主任ケアマネジャーが相談にあたる．
- 高齢者の人とその家族などからさまざまな相談を受け，適切なサービスにつなげる
- 高齢者が自立して生活できるよう支援する．要支援になるおそれの高い人や要支援1・2の人に介護予防ケアプランを作成する
- 高齢者の権利を守る．成年後見制度の紹介や高齢者虐待の早期発見・防止を進める．
- ケアマネジャーへの支援や関係機関とのネットワークづくり

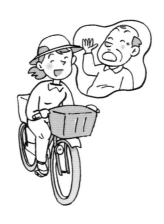

　認知症の初期には，家族が精神的に苦しんでいる場合が多い．まさかこの人が認知症になるとは思ってもみなかったと当惑している家族も多い．多くの人が長生きすれば認知症になるだろうと漠然と考えてはいても，実際に家族が認知症になると，なかなか割り切れない思いでとまどう．当人から同じことを何度も繰り返し尋ねられて，そのことに耐えられなくなる家族や，情けなくて心中を考える家族すらいる．その人への思いの深い人ほど悩みも深いようである．このような状態の家族に精神的なゆとりをもたらすことができるのは，認知症について十分な理解と，種々の経験を積んだ医療や福祉の関係者および同じ経験をもつ家族やボランティアである．

　認知症が中期，末期へと進むのに数年から十数年かかるが，しだいに日常生活上の介護度が高くなるために家族の肉体的負担も大きくなる．そのあいだ，家族は何度も倒れそうになり，実際に病気になることも多い．そのような状況においては，施設でのショートステイや老人保健施

設への入所，療養型病院への入院などを短期的に利用することも必要となる．
　家族への具体的な支援は，次のようなものが考えられる．
　①何でも相談できる人および公的な窓口の存在
　　　認知症のことを十分理解し，気軽にいつでも相談にのってくれる人の存在および公的な支援
　②現在困っている行動・心理症状の軽減に役立つもの
　　　適切な医療と家族の支えとなるような訪問看護，ヘルパーやボランティアによるやさしい介護の手
　③経済的支援
　　　在宅での介護に対しての経済的支援制度の利用や介護用品，通院費用，介護しやすくするための改築費用，その他在宅介護に必要な介護費用の支援
　④家族会などの互助組織
　　　精神的な支えとなったり，介護の工夫をするうえで有用となるため，各地域における情報提供のシステムが必要
　⑤在宅介護が家族で支えきれなくなったときに利用できる受け皿の存在

認知症の人がどこで介護を受けるにしても，人生の終末近くになってそれまでのその人の生き方からはとうてい予想もできなかった状態になるのをじっとみているしかなすすべを知らない家族に対して，心穏やかに過ごされるよう願ってもそれは無理なことであるかもしれない．しかし，同じような立場にある人びとや認知症の介護で苦労をし，家族の気持ちをよく理解できる人びとに支援され，家族がいくぶんかの精神的ゆとりをもてるようになると，認知症の人に変化がみられ，家族も介護が

楽になる例は多い．家族に対して，その人を受容できるようになる何らかの転機が与えられることが望まれる．

2015年1月新オレンジプランが出され，政府も重要課題として，認知症対策に力を入れるようになってきた．地域の相談窓口として，地域包括支援センターが徐々に充実されてきてはいるが，その後の長い介護をどうするか，課題は山積している．

地域のネットワーク強化にむけて，全国の自治体は2017年度末までに認知症初期集中支援チームを立ち上げ活動するよう，現在準備段階にあり，今後とも地域支援の輪が広がることが期待されている．

認知症の人のターミナルケア

歳老いて障害をもち，だれかの援助なしには生活ができなくなったときに，どこでだれに介護してもらいたいかを尋ねると，ほとんどの人は長いあいだ暮らしてきた家で家族のだれかに介護されて，最期を看取られたいという．しかし，現在，80％強の人が病院で亡くなっており，家でこの世との別れを家族に看取ってもらえるのは高齢者4人に1人に満たない現状である．それにもかかわらず，気持ちのうえでの在宅志向は依然として強い．

内閣府が2010年に行った世論調査「自分自身が介護を受けたい場所」の結果を表4-8に示すが，在宅をあげた人が男性44.7％，女性31.1％，全体では37.3％であり，在宅志向が根強くみられた．次いで介護を受ける場所としてあげられたのは，特別養護老人ホームや介護保健施設であった．年代別に集計したものを図4-6に示すが，どの世代でも在宅希望が多いが特に60歳以上の世代で在宅希望が圧倒的に多い．ターミナルケア（終末ケア）の場所として病院をあげた人は7.9％であったが，若い

I. 在宅介護への支援

表 4-8 自分自身が介護を受けたい場所

	男	女	合計
総数	1,493 人	1,779 人	3,272 人
現在の住まいで介護を受けたい	44.7%	31.1%	37.3%
介護付きの有料老人ホームや高齢者住宅に住み替えて介護を受けたい	15.3	21.9	18.9
特別養護老人ホームや老人保健施設に入所して介護を受けたい	22.6	29.3	26.3
病院に入院して介護を受けたい	12.7	13.0	12.9
その他	0.3	0.2	0.2
一概に言えない	2.3	2.3	2.3
わからない	1.9	2.2	2.1

資料：内閣府「平成 22 年度介護保険に関する世論調査」

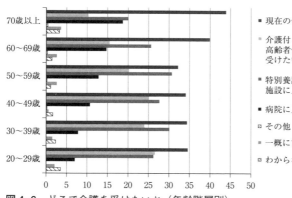

図 4-6　どこで介護を受けたいか（年齢階層別）

年代においては少なく，50 歳代以降の高齢者にやや多くみられた．

このように在宅で終末ケアを受けたいとの希望があり，病院で終末ケアを受けたいと思っている人は現在 12.9％にも満たないにもかかわらず，

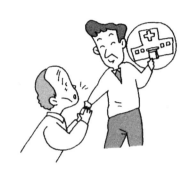

現実には人生の最期を病院で過ごし死を迎える人が圧倒的に多い.
　終末ケアの場所が高齢者本人の意思に反して自宅から病院や施設に移されてきたのはなぜであろうか．その理由をあげると，およそ次のようなものであろう．
　①障害をもった認知症の人の介護期間が非常に長くなり，最期まで在宅での介護を続けることが困難になった．
　②家族の形態がかわり，独居高齢者や老夫婦世帯，親子世帯等の少人数世帯が多くなり，介護を続けることのできる介護者が家庭にいなくなった．
　③病院に入院したり施設に入所すると，家族は直接的な介護から開放される．
　④病院に入院するといろいろな症状がでても安心であり，また死に直面したときにうろたえなくてもすむ．死後の処置も病院でしてもらえるなど，手を汚すことを好まない現代人の好みにあっている．
　⑤在宅で介護すると介護費用が多額になる．
　しかし，これらはあくまでも介護する側の都合によるものであって，

本人の意向は抑えられている．また，社会全体で考えるとき，本来は医療に使われるべき保険基金の費用が介護に使われ，莫大な医療費の増大をもたらしている．

　介護の社会化はこの時代における要請であり，高齢者個々のニーズにあわせて，いろいろな選択ができるような福祉社会ができることを願う．しかし，その社会を構成する各個人が老いや障害や死を受け入れ，それぞれの人が介護に手を差し延べるようにならないとよい制度ができてもうまく機能しないであろう．今後は，老いや障害や死に関する教育が必要である．

　とくに終末期高齢者の経管栄養に対してどのように考えるか，その後のケアをどこでだれが行うかなど，検討していかなければならない．

II．施設での認知症の人への対応と支援のあり方

入所施設での対応と支援のあり方

　1995年には認知症の人の4分の3は家庭で介護され，4分の1が施設で介護されていた．しかし，2010年の厚生労働省の資料によると認知症高齢者の日常生活自立度判定基準II以上の人のおよそ5割が施設ケアを受けていると推測される．その後，施設定床は増えたが，いまだ施設入所待機者が多く，認知症の人の推計数が1990年の約100万人から2025年の推計約700万人になることを考えると，将来的にはかなり多くの認知症の人のための施設定床を増やす必要がある．

　在宅介護への支援策が充実しても，認知症の進行過程ではある時期に在宅介護や地域介護が困難となることが多い．たとえば，徘徊が著しいときや，放尿や不潔行為，破壊的行為が著しいときには病院や認知症専

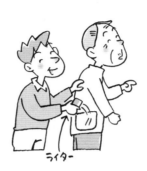

用施設での介護が必要とされるようになる．

その人に残されたいくばくかの期間を施設で幸せに過ごせるよう，施設の職員と家族が協力して介護に取り組む必要がある．

1）認知症専用フロアと混合処遇フロアでの介護上の問題点

障害をもつ人ももたない人も同じように生活するというノーマライゼイションの見地からすると，認知症のある人もない人も同じ所で生活するのが理想であるが，介護を要する認知症の人のなかには，どうしても同一場所では生活ができない場合がある．

認知症の人は過去にさかのぼってその世界のなかで生活することや，自分のものと他人のものとの見分けができないために他人のものを持ち込んで叱責されることや，徘徊して周囲の人に迷惑をかけることなどがたびたびある．

認知症があることを周囲の人が十分理解して対応すればよいとの意見をだされる人もあろう．しかし，毎日の生活上の問題ということになれば，どうしても対処しがたい行動・心理症状がある場合には，お互いにトラブルを避けて，専用フロアでの介護にしたほうが高齢者にとっても

幸せであると思われる．

　認知症専用フロアでは，一般に無断外出は危険である場合が多いために，出入口でのチェックが行われている．買い物は職員や家族，ボランティアなどの付添いを伴って行う．持ち物については貴重品や刃物，マッチやライターなどは持ち込めず，詰め所に預けることになる．喫煙は時間や場所をきめて行い，果物などの皮むきはだれかに見守られながら行う．

　このように日常生活においてはいくつかの制限があって不便であるという欠点はあるが，認知症専用フロアであるがゆえの利点や工夫が多くみられ，入所している認知症の人は明るく生活していることが多い．回廊式の広い廊下は徘徊する人と介護者の両者にゆったりとした時間と空間を与えてくれる．個人の持ち物が置けないことも多いが，汚れたり傷ついたりすることが多くそれは仕方のないこととしても，旧い写真を部屋に貼ることや，思い出の家具を置くことなどは可能である．排泄の不始末や夜間の不穏な行動も専用フロアであるからこそ薬物で抑制されず，自由で，しかも叱責されることも少ない．しかし，家庭にいるときと同じような構造の部屋やトイレをつくるわけにはいかないので，施設介護にはおのずから限界がある．

　混合対応のフロアでは，認知症のない入所者からの苦情や，時折みられる外出のあとの迷子探しで入所者も職員も苦労することが多いが，認知症のない入所者や職員がせいいっぱい認知症の人の世話をすることがあり，よい人間関係ができれば，かなり重度になるまで介護を受けられることもある．しかし，徘徊が多くみられる場合には混合での対応は非常にむずかしい．あるスペースだけを仕切って対応したり，構造上，夜間や人手の少ない時間帯は勝手に外に出られないよう工夫することによっ

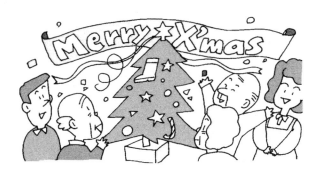

て何とか対応することは可能であるが，より多くの人手が要求される．
2）対応の仕方で穏やかになっていく認知症高齢者

　高齢になると一般的に，生きることを将来に向けて考えるよりも現在と過去の思い出のなかで生活する傾向がある．認知症の初期にはこのさきはだれが面倒をみてくれるだろうかとの心配をすることもあるが，認知症が進行するとほとんどその心配もしなくなる．そして，毎日の生活にリズムができて，自分の生活の保障がなされているということが何となく肌で感じられるようになると，ほとんどの入所者は穏やかになる．施設を安心して住める所と感じるようになるのに，個人差はあるが，およそ3〜6か月かかるように思われる．

　認知症の人が施設で穏やかにしかも生き生きとした表情で生活できるようにするためには，次のような対応を心がけるとよい．

　①職員はつとめて明るい気持ちをもつようにし，やさしくていねいに対応する．

　②つねに利用者個人個人の状態を把握し，定期的にその対応の仕方について検討を行いながら工夫を重ね，その人が最も心地よく過ごせ

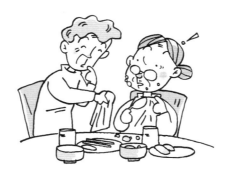

るような対応をそれぞれの利用者について行う．
③毎日の生活のリズムをパターン化する．昔なじみの音楽や，見分けやすい色彩を上手に利用する．言葉が通じなくなっても，昔なじみの音楽を流すことによって食堂への誘導をはかったり，入床の合図とする．職員の服装にわかりやすい色彩を使うことや，トイレや居室の色を色分けするなどの工夫をする．
④週間，月間，年間に利用者の好む種々の行事を行い，職員もいっしょに楽しむようにする．
⑤利用者同士の相性を考えて，部屋割や食堂での配置をうまく組み合わせることで，新しい仲間づくりをする．その結果，利用者間で役割や生きがいが生まれる．

その他，種々の工夫をその折々に行う．たとえば，入浴や排泄誘導に応じない利用者が多いが，それぞれの利用者に相性のよい職員が対応することで，頑固に拒絶していた人も応じることがある．どうしても応じないときには，無理強いせずに，少し間をおくようにする．そして，そのような場合には記録し，気分がかわったときに誘導するよう交替の職

員へ申し送りすることが大切である．

3）施設でつくられる新しい家族関係

　行動・心理症状のために家庭での介護が困難になった認知症の人が施設に入所した場合に，しばらくの間は新しい環境になじめず，状況の把握もできないまま，ここは自分のいるべき所ではないとの思いばかりをつのらせ，出口を探したり，帰りますコールを何度となく繰り返して，その対応に困ることが多い．

　認知症がなくてもとまどうであろう住空間の変化に認知症の人がなじんでいくためには，職員の努力もさることながら，先住の利用者の果たす役割も大きい．旅館にいると思う人，学校にいると思う人，合宿していると思う人などさまざまであるが，その人はしだいにここにいてもかまわないと思うようになる．もうなにも考えたり，思いついたりできない人も多いが，周りの人が穏やかであれば，みなといっしょに行動し，いろいろな行事に参加するようにもなる．そのようなとき，自分のそばにいてくれる人がいると安心できるのであろうか，いつとは知れず肌合いのよさそうな人がいるとお互いに寄り添いあって，落ち着いてくる．

　自分より年上であるが何となくかわいい感じのおばあさんを自分の子どもと思い込んで世話をする人，自分とほぼ同年配の女性を孫と思ってずっと手を引いて歩く人，幼友だちですと言っていつも寄り添っているペアの利用者など，入所後数か月たつと，仲良しカップルというよりも新しい家族関係のようなものが誕生する．これは新しい環境への適応のための人間の知恵なのであろうか．人には過去のいくばくかの記憶のもと，人が人を慕ったり，世話をしたりする気持ちが最後まで残ると解釈したほうがよいのであろうか．認知症の人の介護施設ではよくみられる光景である．筆者の経験では，このようなペアを組める人は生き生きと

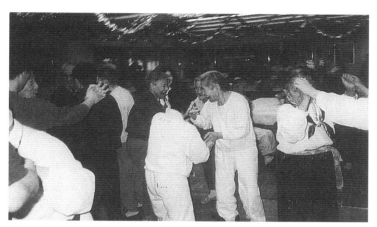

図 4-7　認知症専用の特別養護老人ホームでの生活

した穏やかな表情をしており，役割を果たしながら長生きができる例が多いと感じている．

図 4-7 に筆者が勤務していた認知症専用の特別養護老人ホームの生活のひとこまを示す．新しい人間関係が生まれて，多くの人びとが微笑ましく感じているペアが数組から 10 組くらい誕生している．認知症が重度になってもなにか人のために生きようとしている様子がうかがわれ，感動を覚える．

4) 施設での対応がむずかしい例

対応困難な例は多々あるが，なかでも困難をきわめるのは弱い人に暴力を振るう場合，意味の通じないことを言い続けるために他の利用者から暴力を受けるような場合，足元が危ないのにうろうろと歩きたがる場合などである．身体の病気が重なった場合も対応がむずかしい．人手を

多くかけて対応するほかに方法はないが，家族の応援や場合によっては入院を考える必要がある．
 (1) ほかの利用者に暴力を振るう人の場合
　　　向精神薬を使用して少し穏やかになってもらうよう努力するが，うまくいかない場合も多い．入院治療により症状が軽快することもある．
 (2) ほかの利用者から暴力を受けやすい人の場合
　　　原因はどの人に近づくと危ないかの見分けがつかず，しゃべり続けたり（意味は通じない），近づいたりするために暴力を受けやすい．だれかがとくに注意してみていなければならない．
 (3) 足元の危ない人の場合
　　　転倒の危険性の高い場合，目の行き届きにくい時間帯だけはやむをえず車椅子に軽く保護する．ウオーターチェアの使用も有用である．
 (4) 病気のために安静が必要な人の場合
　　　安静を保たなければいけないことがわからず動きまわるので，病気のあいだは家族に付き添ってもらう．ウオーターチェアの使用もよい．
 個々の例についてどのような対応をするかは，できるだけ頻回に職員が集まって話し合う必要がある．家族の気持ちもよく聞いて種々の選択をともにする．
5) **医療とのかかわりをどうするか**
　認知症の人を施設で介護する場合の医療とのかかわりは大きい．認知症が急に進行した場合，身体的な合併症がでた場合，行動・心理症状のため集団での生活が困難になった場合など，種々な場面で適切な医療が

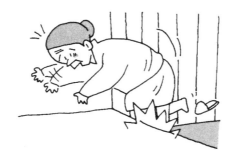

望まれる．

認知症が急に進行した場合に考えられる疾患には，次のようなものがある．

①脳梗塞，脳出血などの脳の異常
②転倒後の硬膜下血腫，その他の頭蓋内占拠性疾患
③身体的な病気のための全身状態の不調
④薬の副作用，その他

治療可能かどうかは，年齢や元来の病気の程度や合併症の有無などと，急に認知症を進行させた原因疾患によって異なる．③や④の場合には治療が可能であることが多い．②の場合には手術の適応となるが，年齢が85歳を越えるような高齢の場合にはもとの状態に戻るのは困難なことが多い．①の場合にも年齢や基礎疾患，合併症などによって治療効果は左右される．

身体的な合併症が出現した場合や，感染症の場合は比較的治癒しやすい．しかし，非常に高齢の場合や認知症の末期で誤嚥性肺炎を繰り返しているような場合には治療は困難である．

合併症として慢性的な疾患がある場合，その疾患によっては認知症の進行とともに軽症化するものもある．たとえば，高血圧症や胃潰瘍などストレスの関与の強い疾患は軽症化する．しかし，食事療法が必要な糖尿病や肥満症のような疾患では認知症のために治療が困難となる．

　認知症の末期に悪性腫瘍が合併することもしばしばあるが，ほとんどの場合，自覚症状はなく痛みや苦しみを訴えない．予後は，認知症がない場合と同様であると思われるが，痛みや苦しみが軽いという点では救われる．

　転倒しやすく骨折も起こりやすい．ある程度は予測が可能であり，いろいろな予防策をとってはいても，やむをえない状況により転倒して頭部を打撲したり，骨折したりすることがある．治療中の安静は保ちにくく，治療に際しては人手を多分に要する．治療が順調に進むかどうかは年齢や体力により左右される．80歳代の後半から90歳代になると回復の見込みは少なくなる．

　行動・心理症状で治療の対象となり，効果がえられやすいのは夜間の不穏，せん妄，興奮などであるが，薬の副作用に注意しなければならない．ふらついて転倒の危険があったり，眠気が残ったりすることがある．失禁や徘徊，同語反復（同じことを何回も言う），不潔行為などに効果のある薬物は少ない．認知症そのものに効く薬物も種々開発の試みがなされているが，進行を少し遅らせることができても根本的に有効といえるほどのものはないに等しい．

　適切な医療が望めない場合には，家族にどのような選択をしてもらうのか，病気の説明をどのようにするのか，終末をどのように迎えてもらうのかなどについて事あるごとに関係者のあいだで話し合いの場をもつようにしておくとよい．

長い経過とその後に訪れる寝たきりの状態にどう対応するか

１）認知症の末期には寝たきりの状態が合併する

　表6-6（p.180）にFASTの重症度を示したが，重症度7-d，e，fになれば寝たきりになる．福祉先進国では寝たきりはいないというが，認知症の終末期まで命があれば寝たきりの状態もありうる．

　日本ではこの重症度7-fになると，嚥下・咀嚼能力が欠如してくるので，経管栄養あるいは24時間の持続点滴で命を長らえている場合が多い．低い率ではあるが，非常に行き届いた在宅介護で終末を迎えられる場合もある．

　言葉がなくなって，歩行や起座が困難となり食事がのどを通りにくくなっても，手厚い介護により何年か生存することはできる．終末まで経口で形のない食事を何とか食べさせてもらい，みなに看取られてこの世を去ることのできる人は幸せであろう．

　このように認知症の人の介護には非常に時間と手間がかかるが，それをしたからといってだれも感謝してくれないということも多々ある．認知症の終末期にはたいていの場合，在宅ではなにかあったら困る，専門の人に介護してもらったほうが安心ということで，入院という手段をとる場合もある．しかし，病院においては家族や付添いの人の援助なしに全介助で長時間かけての食事介助は物理的に不可能に近く，経管での栄養補給ということになりやすい．認知症の終末期をどこでどのようにケアするかは非常にむずかしい課題であり，死の受入れに関する話し合いがもっと一般的になされる必要性がある．

２）施設におけるターミナルケアをどうしたらよいか

　認知症が重度に進行すると，徘徊や夜間の不穏行動がしだいに減少し，ほとんど動けなくなって座りきりとなり，続いて寝たきりとなる．食事

も自分ではとれなくなる．認知症が始まってから，女性では十数年，男性でも 10 年ぐらいたったころとなろう．この長い期間のあと，食事の形態をいろいろ工夫しても，時間をかけて食べ物を一匙一匙，口に運んでも，のどを通さないときがくる．肺炎を合併することも多い．このとき，治しうる病気が合併している場合には当然，入院・加療ということになるが，もはや治療が不可能となったときにどうするか．家族や友人が付き添って，やすらかに永遠の眠りにつかせてあげたい．

　人生の終末のときに長く住んだ家に帰ることができればよいのであるが，現実にはそうはいかないことが多い．

III．認知症の人の人権

認知症の人の意思決定はどこまで可能か

1）財産の自己管理ができなくなったとき

　認知症が進行すると，大切なものをしまってその置き場所を忘れ，探すのにたいへん苦労する．認知症の人はよく，大切だからといって現金や貯金通帳，家の権利書などを従来の置き場所から他の場所にかえてしまい，どこに置いたかわからなくなることがある．

　このようなことが何度もあると，家人はその人がいやがっても重要なものは預からざるをえない．その場合，預かった財産をその人の意思に従って使用した場合はそれでよいのであるが，家人の都合のよいようにされてしまう場合もあり，どちらの言い分か正しいのかがわからないことがある．その人に記憶障害があって，物盗られ妄想があるということになれば，その人の立場は弱い．

　独居の場合や信用できる家人がいない場合，公的な機関に財産管理を

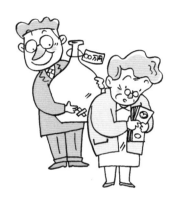

必要とするケースが多くみられるようになり，介護保険制度とほぼ同時期に地域福祉権利擁護事業（その後日常生活自立支援事業）として始まった．成年後見制度も整備されてきた．

　認知症の人は見当識障害や計算力の衰え，判断力の障害などのために，他人にうまくそそのかされて土地や家屋を法外に安い値段で売ったり，まがい物を高い値段で買わされてしまうこともよくある．このようなことに認知症の人が巻き込まれないようにこのような制度を利用することがすすめられる．

　人は歳をとると自分で財産や大きなお金の管理ができにくくなることを自覚して，早めにだれにそれを任せるかを決めておくことが大切である．

2）住む場所の選択や遺言に認知症の人の意思尊重はどこまで可能か

　独居の場合や夫婦二人世帯の場合，自宅での生活はもう限界であろうと周囲の人が認めても，当人が自分の家での生活を望んだ場合，その人の意向を受け入れるかどうかが問題となることがある．食事を何日もと

れないでいても，排泄物にまみれて人が住めるような状況でなくても，その人が家にずっといたいという場合，その人の意思能力を総合的に判断し，その人の生活を守るための審査会が前述の制度には含まれている．家族や地域で対応に悩まれる場合には地域包括支援センター窓口で相談されるとよい．

在宅看護を支援しているある組織の看護師グループからだされた症例をあげて検討を行いたい．

【症例1】Cさん，83歳，女性，5年ほどまえからもの忘れが目立つ．高血圧の既往あり，主治医より血管性認知症と診断されている

7年前に夫が死亡し，以後独居である．義理の娘が少し離れたところに住むむ娘に対して被害的感情を抱いており，日常生活上の世話は近所に住む友人（某宗教団体に属す）とヘルパーが行っている．身体的には比較的元気で排泄，衣類の着脱，入浴などは自立して行える．長谷川式簡易知能評価スケールは14点であり，記銘力障害が目立つ．理解力や判断力はいちおう保たれているようにみえるが，被害妄想がある．そのほかに難聴傾向があり，補聴器を使用している．

経済状況については，もともと豊かな家庭に育ち，働いた経験がない．結婚は遅く，37歳のときに開業医と結婚した．実子はいない．結婚当時，義理の娘はすでに成人していたが，当時は父をCさんにとられたと話していた．夫は死亡時にCさんにおよそ2000万円を残した．年金は月々8万円程度である．

夫の死後，現在に至るまで一人暮らしである．義理の娘はCさんの安否を気遣ってはいるが，Cさんが財産をねらっていると言うので，あまり近づかないようにしている．Cさんは食事をつくることができなくなっ

て，3年くらいまえから家政婦を雇った．しかし，半年ほどまえから被害妄想が表面化し，家政婦がお金をとると言いだし家政婦を拒否するため，近くの友人とヘルパーとで食事の世話をしている．財産の管理もその友人に任せ，年金を引き出しに行くときには，いっしょに出かけるようにしている．

担当のケアマネジャーがデイサービスの利用をすすめてみたり，将来のためを考えて特別養護老人ホームの見学もすすめたが拒否的である．

また，最近になって世話をしている友人が勝手にお金を使っていると訴えるようになった．実際に，貯金から引き出される金額が多くなってきている．

この例について援助をするうえでの問題点を整理すると，次のようなことが考えられる．

①認知症があって，このさき独居生活は困難であるが，本人は施設入所に拒否的である．通所サービスに対しても拒否的である．

②家族に対して被害妄想を抱いていて，援助を拒否．近所の友人が財

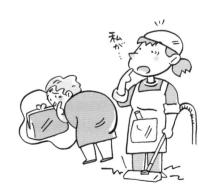

産の管理をしているが，最近になってこの友人に対しても被害的となっている．
③金銭に対する執着が強く，自分で財産管理ができないと不安であり，お金がなくなるといっては興奮する．
④在宅介護を続けるために，ヘルパーの訪問回数を増やしていきたいが，ヘルパーに対しても金銭上のトラブルが予測される．

　本人は自分がぼけてきたとのある程度の自覚があり，それを嘆いている．しかし，施設にははいりたくない．お金がなくなって家賃が払えなくなったらどうしようかともらすことがある．お金があれば家政婦を雇ってここにいることができるのに，夫がたくさん残してくれた財産をとられてしまったという．

　このような場合，被害妄想を軽快させることはむずかしい．担当のケアマネジャーや保健師，ヘルパー，友人，民生委員，家族などが集まって財産の確認をして，これからは日常生活自立支援事業を利用して，できるところまで在宅での生活を支援していくのがよいと思われる．親身になって援助をした人が悪者にされることがよくあるので，その点を相互に十分理解することも大切である．

　遺言についても，どこまでその人の真意として受けとめられるか，だれかに書かされたものかどうかなど，本人の死後に問題になる例が増えている．この点についても納得のできるような基準，合意がえられるような法の整備が必要である．

高齢者虐待をどう防ぐか

1）在宅介護における高齢者虐待

　在宅介護が家族だけで行われる場合，外部との接触が少なく，ほとん

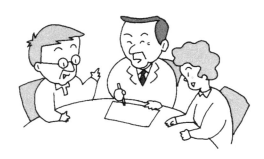

　ど密室に近いところで行われる．認知症の人は時には無いことをあるように言うが，なにも訴えないことも多い．
　介護者が愛情をもって介護にあたっているときには問題はないが，介護者が疲れはてて精神的・身体的に限界にきているときや自暴自棄になっているときに，認知症の人に対して暴力が振るわれることがある．認知症の人が肉体的な虐待だけではなく，精神的な虐待を受けている例にも出会う．
　人間関係がもともと悪かった場合に多くみられるが，その人が認知症にならず手のかからない状態であれば，虐待は発生しなかったと考えられる．
　認知症が進行して，同じことを何度も言ったり，同じ失敗を何度も繰り返すなどして暴力を振るわれていることもある．食事をこぼして汚い，意思の疎通がうまくいかないなど，ささいなことで介護者がカーッとなって，暴力を振るうのであるが，その人は助けを求めることを知らない．
　近所の人も，大声や泣き声がよく聞こえるので，もしかすると認知症高齢者がいじめられているのではないかと思っても，助けを求められな

いかぎり割って入ることはなかなかできない．

　症例1と同じく在宅介護にあたっている看護師グループからだされた症例をあげて高齢者の虐待について検討してみたい．

【症例2】79歳，女性，夫婦二人世帯で夫が認知症の妻を介護している
　4年まえ脳梗塞発作を起こし，某病院に入院した．治療により，右上・下肢の麻痺はとれ，ほとんど日常生活には支障をきたさないほどになって退院したが，言語障害と知的機能の障害を残した．
　娘が2人いて，1人は近くに住み，もう1人は遠方に住んでいる．夫は80歳で外見上は健康そうにみえるが，高血圧症と胃潰瘍，狭心症をもっている．妻の発病以来，生活のすべてを夫が切り盛りしている．
　妻はおとなしい性格で夫とは友人の紹介により結婚，発病までは家事すべてをこなしていた．夫は建築関係の仕事をしていた．現在は仕事はしていないが年金収入などで，生活には困らない．性格が完璧主義的で，人に頼ることを好まない．
　ヘルパーが週2日通って家事の援助をしようとするが，家事はしないで話し相手になってくれればよいという．デイサービスを週1回利用している．夫は医師に対して妻の頭をもとどおりにしてほしいと無理難題を言う．また，自分の体調不良についての愚痴を言うことが多い．夫婦ともに病気をもっているので，民生委員や福祉事務所の相談員も訪問し，緊急通報システムへの登録や地域での食事サービスへの参加をすすめるのだが，なかなか参加しようとしない．娘からの援助もあまり受けようとはしないが，週1回は近くに住む娘がたずねてくる．
　問題点としては，よく顔や手足に傷がみられ，夫はトイレで転倒したとか散歩中に道路で転んだなどと言うが，近所の人の話では，大声で怒

鳴っている様子であったり大きな物音がするときがあり，暴力を振るわれているのではないかとのことである．妻は暴力から身をかわす術を知らず，殴られるままになっているようであるが，警察も現場に立ち会っていないとどうしようもないとのことである．

解決法としては，夫がカーッとなる回数を減らすように，夫への援助を増やすことや，デイサービスの回数を増やして夫に余裕をもってもらうことなどがあげられる．夫は，この歳になって家事一切をしなければならないなんて情けないと考えている様子であるため，できるかぎり気持ちの切り換えをはかってもらえるように，家族の会へ参加して他の介護者との交流を試みるようすすめることも必要である．

しかし，夫のカーッとなる性格や人の世話にはなりたくないとの気持ちをかえるのはたいへんむずかしい．

2）施設介護における高齢者虐待

1995年ごろには，日本の認知症高齢者の4分の1が施設で介護を受けているとされていた．1990年の厚生省による推計では，施設に入所または入院している高齢者は，一般病院で約6万人，老人病院で約5.4万

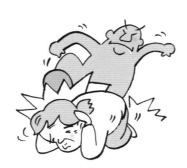

人，精神病院で約 3.3 万人，老人保健施設で約 1.2 万人，特別養護老人ホームで約 8.3 万人，養護老人ホームで約 1.3 万人の合計約 25.5 万人となっている．

2010 年の厚生労働省の推計では，日常生活自立度 II 以上の認知症の人は，在宅で 140 万人，介護老人福祉施設 41 万人，介護老人保健施設，介護療養型医療施設あわせて 36 万人，その他の施設（医療機関・グループホーム・ケアハウス等）63 万人で，施設で介護を受けている人は計 140 万人と増加している．

施設では，在宅での介護と異なって，多くの人の目もあり，暴力行為のような虐待は少ないと考えられる．しかし，認知症の人の介護には人手が多く必要であるのに，その人手を確保するに足る財政的な裏づけに乏しく，その点での影響が認知症の人にしわ寄せされ，虐待ととられかねない事例に出会うことが時にある．

認知症の人が入院した場合，他の病人に迷惑をかける場合にはおうおうにして薬物による必要以上の鎮静が行われかねない．鎮静のための薬物の使用は危機防止のため，必要なこともある．しかし，向精神薬の使用は適切に適量使わないと，暴力行為以上の虐待にも等しいものとなりかねないので医療関係者は十分に注意しなければならない．

介護保険制度と医療保険制度のひずみ，そして高齢者側というより家族側の高齢者介護に対しての割り切れない思いが介護保険発足後はさらにさまざまなかたちで増幅し災いしているように思われる．また，介護サービス提供側にゆとりがもてるような財政的裏づけがなければ，より豊かな介護は望みにくい．

高齢期にはいるまえに，もっと自分の問題として，障害のある高齢者の介護の問題を自分自身のものとして考えなければ，介護保険制度も医

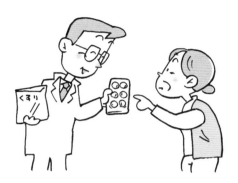

療保険制度も崩壊してしまうのではないかと危惧される昨今である．

3）介護者の人権を考える

　認知症の人の介護は非常に長い期間にわたるため，介護者には精神的・肉体的負担が多くかかる．

　直接介護に当たっていない家族の場合でも，高齢者から時をかまわず真夜中に何度も電話をされ，通帳がなくなったとかお金がなくなったなどと訴えられると生活が脅かされる．

　自宅で毎日つきっきりで介護して，必要に迫られてショートステイを利用しようとすると，そのようなことはしてほしくないと本人や他の家族が反対をし，介護者はゆとりがまったくないという例もある．

　認知症の人の介護でつらいことは「だれも感謝の言葉をかけてくれない」「時間的余裕がない」「介護のたいへんさを周囲の人にわかってもらえない」ということなどで，いくら一所懸命つくしても感謝されず，どこにも出口がみつからない点にある．

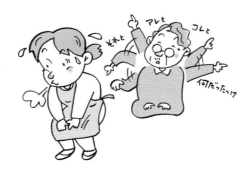

　介護者に対しては，ねぎらいや感謝の言葉かけを当人に代わってだれかがし，少しでもゆとりをもってもらえるような態勢をつくることが大切である．また，介護にあたっては手の抜けるところはできるだけ手を抜き，気持ちの切換えやストレスの発散を意識して行い，行き詰まってしまうことのないよう心がけることが重要である．
　ここに，介護を独りで背負い込んで苦労をした末に，義母を殺害した一症例をあげる．

【症例3】76歳，女性，介護者は息子の妻Dさん52歳
　義母は十数年まえから認知症症状が出現し，日常生活上の介護をDさんが一手に引き受けてきた．Dさんがちょうど介護に疲れはてていたころ，つまり1年ほどまえに，義母は脳梗塞で倒れて近くの病院に入院した．義母の認知症はこれを機会にさらに進行して，失語と右半身の麻痺を残した．ほかの病院に転院して療養することになったが，自分では食事がとれないため，食事の世話やおむつ交換のためにDさんが毎日病院に通うことになった．

家族は夫と娘で，二人とも勤務していたために，介護の交代は頼めなかった．夫にはほかに3人の兄弟姉妹がいたが，彼らは母親が病気になってからは疎遠となり，ほとんど近づこうとしなかった．その病院の看護師はDさんに「毎日は通ってこなくてもいいですよ」と話したが，Dさんは連日介護に通った．そうした日々のなかで，Dさんは経済的に苦しくて，おむつ代がないと夫に訴えたが，給料まえでもらうことができなかったために追い詰められた状況となり，病院で看護師の巡回のすきをみて浴衣の紐で義母を絞め殺した．

　Dさんはその後，地裁で懲役3年，執行猶予5年の判決を受けた．

　孤立している介護者，自分の生活のほとんどを介護に捧げている人，家族がいても介護のつらさを理解してもらえないとき，限界をきたし，このような行動がとられてしまうことがある．介護している人も生きている人間である．どうか息抜きをしてほしい．介護職の人には息抜きができるような職場になるよう皆で考えていただきたい．

参考文献
1) 松本一生：地域における認知症の終末期ケア．老年精神医学雑誌，18 (9)：953-958 (2007)．
2) 村井淳志：終末期高齢者の経管栄養．日本老年医学会雑誌，46 (1)：90 (2009)．
3) 内閣府（編）：高齢社会白書平成26年版．日経印刷 (2014)．
4) 山下真理子ほか：高齢者の嚥下障害発症後の治療的対応；患者本人の意思表示と治療内容に関する検討．老年精神医学雑誌，16 (1)：59-66 (2005)．

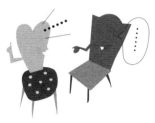

第5章
認知症の人のケアプランのたて方

1. 認知症の人をどうとらえるか

　認知症の人のケアプランをたてるにあたって，最初に考えたいことは，認知症の人がどのような生活を望んでいるかを推察し，本人にも確かめながら，その人の望んでいる生活に可能な限り近づけるような支援を行うことである．そのためには，その人がどのような状況にあるかを多面的に評価する必要がある．

　認知症の医学的診断や重症度，行動・心理症状，身体の状況などがどうであるか，日常生活能力がどのように残されているかなどの評価を行う．また，本人と家族との関係はどうか，その人をとりまく友人や近隣の人びととのつながり，その人の過去から現在に至る生き方はどうであったか，現在どのような世界に生きているかを知り，その人が生き生きと，安心して，尊厳をもって生活していけるような支援策を組み立てていくことが大切である．

　ケアプランをたてるうえで有用な評価法は種々あり，第6章で詳細に説明されている．認知症のスクリーニングや重症度を知るには，改訂長谷川式簡易知能評価スケール（HDS-R），Mini-Mental State Examination（MMSE）が簡易に行いやすいため，広く使われている．認知症の程度をかなり詳しく知るためには時間を少し多く要するが，N式精神機能検査（Nishimura Dementia Test；ND Test）が優れている．しかし，これらはテスト形式のため，施行しにくい場合もある．そのような場合でも使用に耐えうる行動評価法として，Clinical Dementia Rating（CDR），Functional Assessment Staging（FAST），NMスケールおよびN-ADLなどがあげられる．NMスケールおよびN-ADLは合わせて評価することにより，その人の全体像を把握しやすい．

154　第5章　認知症の人のケアプランのたて方

　高齢者をさらに多面的に全般的に評価しようとするものを下記にあげる．これらは，詳細にわたりすぎて，忙しい現場にそぐわないことも多いため，これらの項目を参考にして，それぞれの現場に合うような評価法を工夫するとよい．

高齢者アセスメント表：Minimum Data Set（MDS）

　アメリカのナーシングホーム入所者に対して利用されている Minimum Data Set（MDS）を日本においても高齢者のケアプランをたてるうえでの基準にしようとの考えが1994年5月，厚生省研究班よりだされた．

　高齢者アセスメント表（MDS）は，表5-1に示すように10項目より構成されている．この表では高齢者本人の情報を多面的に取り入れており，客観的評価という面では優れているが，その人の生き方や家族・地域などとのつながりなど，環境要因や心理的要因についての項目がやや少ない．ケアプランをたてるにあたっては，このような項目を参考にして，家族関係や心理的な面にも配慮して，独自の多面的評価表を作成し，使用していただきたい．

パーソン・センタード・ケアと DCM（認知症ケアマッピング：Dementia Care Mapping 法）

　パーソン・センタード・ケアは英国の心理学者 Tom Kitwood 教授が1997年に提唱した認知症ケアのあるべき姿としてケアの現場で働く人びとに示した理念であり，DCM法は認知症の人の立場に立って，ケアの質を評価しようとするものである．

　認知症の人は認知機能の低下のため，自分がどのように生きていきたいかを表現することがむずかしいことが多い．そのため，認知症の人の

表 5-1　高齢者アセスメント表（MDS）

A．患者・入所者の基本的事項
　1．入院日・入所日　2．1日の日課　3．食事の習慣　4．日常生活の行動様式　5．かかわりあい方

B．認知, コミュニケーション, 視聴覚
　1．昏睡状態　2．記憶　3．記憶を想起する能力　4．日常の意思決定を行うための認知能力　5．せん妄の兆候（混乱した思考・意識）　6．認知状態の変化　7．聴覚　8．コミュニケーションの方法　9．表現方法　10．自分の意思を伝えられる　11．他者の話を理解できる　12．聴覚・コミュニケーションの変化　13．視覚　14．視覚・視野障害　15．視覚補助具

C．身体機能と機能問題
　1．日常生活における自己動作　2．日常生活動作支援の提供　3．身体コントロールの問題　4．運動補助具　5．動作分割　6．リハビリテーションによる潜在能力　7．ADLの変化　8．排泄（過去14日間）　9．失禁状態に関する検査　10．尿・便のコントロール　11．尿のコントロールの変化

D．気分と行動
　1．悲しみや不安な気分　2．気分の持続性　3．行動障害　4．ケアに対する抵抗　5．行動障害への対応　6．気分の変化　7．行動障害の変化　8．自発性・参加意識　9．対人関係の不安定　10．過去の役割　11．覚醒時間　12．活動への平均参加時間　13．好きな活動場所　14．一般的に好む活動　15．他の活動への参加希望

E．診断と症状
　1．疾患　2．他の疾患　3．行動・心理症状　4．状態の安定性

F．栄養状態
　1．口腔内問題　2．身長・体重　3．体重減少　4．体重増加　5．栄養問題　6．栄養方法　7．口腔内状態および病気予防

G．皮膚の状態
　1．うっ滞性の潰瘍　2．褥瘡（圧迫による潰瘍）　3．褥瘡のケア　4．他の皮膚の問題　5．皮膚のケア　6．積極的な足のケア

H．特別な治療, ケア
　1．特別な治療, ケア　2．薬物の種類　3．新しい処方　4．注射　5．向精神薬の投与日数　6．過去の向精神薬の投与　7．異常な検査結果　8．検査回数　9．身体抑制　10．医師の指示

I．リハビリテーション
　1．PT, OT, STによるリハビリテーション　2．看護職員によるリハビリテーション

J．アセスメントへの参加
　1．アセスメントへの参加　2．アセスメントが不完全な理由　3．アセスメントに加わった者の署名

（厚生省老人保健福祉局：高齢者ケアプラン策定指針．厚生科学研究所，1994）

評価にあたっては，原因疾患の進行状態や身体の状況，生活スタイル，社会心理的背景などを家族や他のサービス提供者などからの情報も取り入れて多面的に把握していく必要がある．

　日本で初めてパーソン・センタード・ケアの教育資格を与えられた認定トレーナーである水野裕氏の著書『実践パーソン・センタード・ケア』から引用させていただくと，Tom Kitwood教授は認知症の状態は次の5つの要因の相互作用であると述べている．
　①脳神経障害
　②性格傾向：気質，能力，対処スタイル
　③生活歴
　④健康状態，感覚機能：視力，聴力等
　⑤その人を取り囲む社会心理：人間関係のパターン

　また，認知症の心理的ニーズとして，下記の5項目をとりあげ，これらができるだけ満たされるようなケアが望ましいとしている．
　①comfort（くつろぎ）：体のどこにも痛いところがなく，気持ちのよい所でゆったりと，くつろぎたい
　②identity（自分らしさ）：自分が本来の自分であるように，自分らしさを大切にしたい
　③attachment（こだわり，愛着，結びつき）：自分の好み，愛着，こだわりをずっと維持して生活したい
　④occupation（たずさわること）：日常生活上こなしていくべきことにたずさわり，できることは自分で行って生活したい
　⑤inclusion（社会とのかかわり）：出会う人たちの輪に入り，そのなかの一員でありたい

　筆者の30年余の現場経験からも，認知症の状態像は脳の障害部位・

程度，身体の状態，発病以前からの生活様式，性格など同様の要因との関係が深いと考えており，心理的ニーズについてもこれらが満たされることが非常に重要であると考える．

　このような面に注目して認知症の人の内面を注意深くとらえてケアプランに結びつけていくことが大切である．これらの心理的ニーズを満たすにはどうすればよいかをそれぞれの項目別にチェックして，達成できる最も近い目標をさぐっていく．そして，言葉や身振りで，心の状態を表現できるように，また，気の合う人同士と楽しい時間が過ごせるような工夫をするよう心がけていきたい．

　身体的な健康維持への心配りはもとより，心理的ニーズが満たされ，自由と安全の保障がなされ，人としての尊厳が保たれるようなケアプランが望まれる．

センター方式03版認知症高齢者用ケアマネジメントシートパック

　2003年に高齢者痴呆介護研究・研修仙台・東京・大府センターの共通課題研究として考案されたセンター方式03版認知症高齢者用ケアマネジメントシートパックの構成を図5-1に示す．このシートパックでは，どこに焦点となる課題があるかを浮き上がらせるよう工夫されている．

　センター方式シートでは認知症ケアを実践していくために，個人のおかれている状況を多面的に評価するとともに「本人の求めているものはなにか」「本人が穏やかに暮らしていくために必要なものはなにか」「本人がしたいこと，できること，できないこと」などに焦点をおいている．

　センター方式シートは，Aは基本情報シート，Bは個人生活特性シート，Cは心身の状態関連シート，Dは焦点アセスメントシート，Eは24時間生活アセスメントシートで，この5項目より構成されている．認知

158　第5章　認知症の人のケアプランのたて方

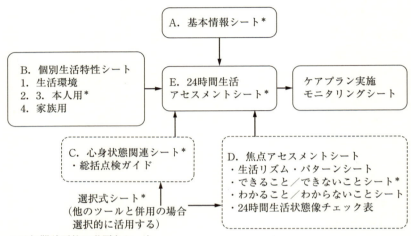

＊は初期計画的に必要なシート
(本間　昭ほか：センター方式 03 版痴呆性高齢者用ケアマネジメントシートパック；1 人ひとりの尊厳を支える継続的ケアに向けて．老年精神医学雑誌，15（1）：76-100, 2004)

図 5-1　ケアマネジメントシートパックの構成

症の人の気持ちを推しはかることはなかなかむずかしいし，また，本人ができること，できないことを返答されるままに受け取るのも，実際とは異なっていることがよくある．そのような点に気をつけながら，本人と向き合い，認知症の人の話を傾聴し，また，家族や友人からの情報を参考にして，アセスメントしていくことが重要である．

Ⅱ．ケアを困難にしている要因と改善可能な状態像の検討

　認知症の人のケアを困難にしている種々の要因について検討を行う．前述の多面的評価を通して，なにが変化すれば，本人が穏やかに，自分

表 5-2 領域別留意点（RAPs）

領域 1	せん妄の兆候
領域 2	認知症状態・認知障害の検討
領域 3	視覚機能（障害）の検討
領域 4	コミュニケーションの障害の検討
領域 5	日常生活動作（ADL）とリハビリテーションの可能性
領域 6	尿失禁および留置カテーテルの検討
領域 7	望ましい人間関係（心理社会的充足）の検討
領域 8	気分と落ち込みの検討
領域 9	問題行動の兆候
領域 10	アクティビティ（日常生活の活性化）の必要性
領域 11	転倒の危険性
領域 12	栄養状態の検討
領域 13	経管栄養の検討
領域 14	脱水状態・水分補給の検討
領域 15	口腔内ケアの検討
領域 16	褥瘡の兆候
領域 17	向精神薬の使用上の注意
領域 18	身体抑制の検討

（厚生省老人保健福祉局：高齢者ケアプラン策定指針．厚生科学研究所，1994）

らしく生きることができ，ケアもしやすくなるのかを考えていく．そのための一方法として，領域別留意点を記した RAPs（Residents Assessment Protocols）が参考になる（表 5-2）．

　これらの要因のなかで，比較的短期間で改善が期待される要因としては，感染症や脱水，痛みなどの身体的不調や視覚障害などを基盤にして出現するせん妄や不穏などで基礎疾患を治療することにより，かなり改善が期待できる．また，低栄養状態や望ましくない人間関係はそれを改善するように努めることで，徐々にではあるが，2〜3 か月のうちに状態像がよい方向に変化しうる．褥瘡や皮膚疾患，失禁なども認知症の中期から末期にかけて，みられやすいが，日々の手厚いケアで改善が期待で

き，その結果，日常生活に平穏を取り戻すことができる．

　病期の進行とともに転倒や誤嚥などの危険性が増加してくるので，そのことについての家族への説明や理解をえながら，防止策を検討し，なにが有効かを考えていきたい．

　認知症の長期間にわたる経過のなかで，ケアを困難にする行動・心理症状は，認知症の人が，日々の生活に不安や混乱を抱えず，生きがいをもって生活できる環境にあるときには生じにくい．脳の障害の程度や部位によって，また，生来の性格や物事に対処する行動パターンなどによって，人はそう簡単に不安を消してしまえるようにはならないが，その人に寄り添い，見守っていくことが大切である．

Ⅲ．なにを大切にして支援をするか

　認知症の人の生活をその人が望んでいるものにできる限り近づけるような自立支援をすることが大切である．その人が望んでいる生活，そして，日々安心して過ごせる生活に向けての支援が望まれる．その人の望む生活が現状とそぐわないこともよくあるが，その人がどのような世界に生きているかについて配慮し，周囲の人ができるだけその世界に次元を合わせる努力をする必要がある．

　認知症の人のケアではその人によいと考えてケアサービスを提供して，拒否されることもよくある．そのような場合には，しばらく時間をおいて対応してみる．認知症が進行して，言葉や動作の理解が困難になった段階でも，主人公は認知症の人であり，その人の意思が尊重されるような対応が望まれる．

　認知症の人の生活支援をするうえで大切な事項を下記にあげる．

①その人の主体性と自己決定の尊重：認知症が進行して，意志表示が困難な場合には，病前に周囲の人に伝えていた気持ちを大切にする．
②人としての尊厳が保たれるような支援をする．
③その人の感じている不自由を軽減させるような支援をする．
④その人らしい生活の継続と愛着やこだわりを大切にした支援をする．
⑤自由と安心，安全が保障されるような生活環境を構築する．
⑥権利侵害の阻止と適切なサービスが受けられるよう支援する．
⑦その人の好む他者との交流を維持するとともにプライバシーの尊重に気をつける．
⑧その人の持てる能力が発揮でき，いきいきと生活できるような支援をする．
⑨その人の生活ペースに合わせた自立支援を考える．
⑩個別的な対応，その人が中心であるような対応を考える．

参考文献
1) 本間　昭ほか：センター方式 03 版痴呆性高齢者用ケアマネジメントシートパック：1 人ひとりの尊厳を支える継続的ケアに向けて．老年精神医学雑誌．15（1）：76-100（2004）．
2) 亀山正邦（監）：高齢者の日常生活とありふれた病気．別冊　総合ケア．医歯薬出版（1994）．
3) 厚生省高齢者介護対策本部事務局（監）：高齢者介護問題を考える．長寿社会開発センター（1994）．
4) 厚生省老人保健福祉局（監）：高齢者ケアプラン策定指針．厚生科学研究所（1994）．
5) 水野　裕：実践パーソン・センタード・ケア．ワールドプランニング（2008）．
6) 日本認知症ケア学会（編）：改訂・認知症ケアの基礎．ワールドプランニング（2013）．

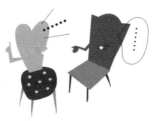

第6章
高齢者の心理テスト

はじめに

　人格をもった一人の人間として，認知症高齢者の全体的な人間像を把握するためには，身体的側面からだけでなく心理的側面からのアセスメントが必要不可欠となる．高齢者の心を心理テストを通して理解するには，加齢による脆弱性ばかりに着目するのではなく，高齢者特有の自我統合力や創造性にも目を向け，積極的に評価し，一人ひとりの状態像を多面的にとらえることが大切である．

　心理テストのみで認知症の診断や重症度を評価することはできないが，臨床所見や他の諸検査成績とあわせて総合的に判定するための補助的手段として十分に活用できる．

I．心理テストのおもな目的

　(1) 加齢に伴う精神機能の変化が「正常な老化」によるものか，「病的な老化」の始まりなのかをスクリーニングする

　加齢に伴いもの忘れが起こり，新しい事柄を記憶することがむずかしくなり，反応速度が遅延し，知的効率が低下するようになるが，すでに保持された知識を組み立て，応用し，判断する能力はそれほど低下しない．しかし認知症では，もの忘れだけでなく，計算力の低下，失見当（時間，場所，人の見当がつかない）や判断力の障害などをきたす．

　(2) 認知症の重症度評価だけでなく，認知機能のどの側面が低下し，どの側面が保たれているかについての情報を提供する

　一人ひとりの状態像を多面的にとらえ，「どのような対応をしたらよいか」「どのようなサポートが必要か」を検討する際の心理的なメカニズム

の情報を提供し，臨床診断，経過観察，治療およびリハビリテーション評価に役立てる．

II．心理テスト実施時の留意点

1）実施時期とテスト・バッテリー

初診時，入院時，施設への入所時，デイケアや回想法グループへの参加時など導入段階に心理テストを実施することが望ましい．それぞれの心理テストの特徴と限界をよく理解したうえで，目的に応じた評価法を選び，適切なテスト・バッテリーを組む．

2）全身状態，意識状態，感覚機能への配慮

身体機能の低下や身体疾患は，認知機能の低下をきたすことがある．手指の振戦や片麻痺もテスト成績に影響を与えることが多い．また朝方はハッキリしていたのに夕方にはボンヤリしてしまうというように，1日のうちで覚醒水準に変動がみられることがしばしばある（日内変動）．意識障害時にも認知機能の低下をきたす．テスト時には，全身的な健康状態はどのようか，意識が清明で周囲への反応性や注意力が十分保たれているかを確認する．

高齢者は老眼や白内障などにより視力が低下し，聴力も低下してくる．眼鏡の必要な場合は持参してもらい，テストに用いる文字や図形は大きく明瞭なものとし，照明は明るくしなければならない．口頭で指示する場合には大きな声ではっきりと発語するように心がける．

高齢者は疲れやすく，根気が続かないことが多いので，検査時間は短いほどよい．休憩や，テストの分割や施行順序などについても工夫する．

3）気分や意欲への配慮

なぜ心理テストを受けるのか納得できないままテストを受けた場合，だれしも自分の能力を試され探られることの不安や緊張が高くなる．圧迫感や侵害感を抱きながらも拒否することができない場合もある．なぜ心理テストを受ける必要があるかをていねいに説明したうえで，安心して答えられる雰囲気をつくり，信頼感をもってもらうことが求められる．

表情や態度を見て，乗り気でなさそうなときは，日常会話に交えて特別にテストと意識させないような質問を少しずつしていくか，無理にテストを施行しない．不安感をいだき，警戒的で拒否的な態度のまま実施しても役に立つ情報は得られないだけでなく，その後の治療関係に悪影響を及ぼしかねない．

4）仮性認知症と真性認知症とを見誤らないようにする

抑うつ気分を伴う場合，意欲や集中力，判断力などの低下のためにテスト成績が悪くなることが多い．抑うつ状態の人は健忘を強く訴えるが，成績は本人の訴えに比べて良好である場合が多く，「わからない」という反応も多くなる．アルツハイマー病などの真性認知症ではニアミス反応や当て推量の回答が多くなる．

したがって単に得点や正誤の判定だけでなく，どのような間違いをしたか，どの部分でつまずいたか，その失敗のプロセスに注目する．

5）高齢者への配慮

一般に高齢者は時間をせかされるのを嫌がることが多い．答えを保留したり，反応を拒否したり，馬鹿にされるのではないかと不安を感じやすい．自尊心を傷つけられたくない欲求も強いので，失敗への恐れも大きい．あまりに常識的な質問をすると不機嫌になったりすることがあるし，いままでできたことができないという現実に直面して動揺すること

もある．

　情緒不安定なときには無理に実施せず，緊張感を与えないよう，動機づけを高めるようこまやかな配慮をして，正誤にかかわらずその答えを受容し，終了時には慰労の言葉を添える．

Ⅲ．高齢者用心理テストの種類

　高齢者のための心理テストは，質問式の知能や記憶などに関する認知機能検査，日常生活での行動や表情・態度などの観察による客観的評価が中心である．しかし客観的評価と併せて，高齢者が直接表現する投影法の性格検査から得られる情報も高齢者の心理の理解に役立つ．

　直接被検者と面接し，一定の質問や指示を与えて実施する質問式の評価は，発症早期あるいは軽度の認知障害の場合に有用であり，軽度～中等度の認知症の高齢者では言葉を媒介とした心理検査が可能である．しかし認知症の進行によって言語による課題提示が理解されなくなると，心理テストが施行できたとしても得点が非常に低くなり，経時的変化をみることも困難になる．また動作性や視覚性の課題は身体的麻痺のある人や視力に問題のある場合は施行不能となる．

　したがって，重度の認知症の高齢者の場合は主治医・家族および介護者の診察や観察による評価尺度を用いる．対象者の家族など，ふだん身近にいて介護する人たちから詳細な情報を引き出すには，評価者は面接や問診の技術に習熟していなければならない．そして認知症の高齢者では認知機能の低下に伴って，感情障害・性格変化・行動の異常・日常生活能力の低下なども認められるので，これらについても観察し評価することが必要である．

質問式と観察式の両者は情報源と情報の質に差があり，互いに相補的関係にある．それぞれの特徴をよくふまえ，個々の目的に適した評価法を採用したり，複数の評価方式を組み合わせることが必要である．

IV．高齢者用知能テスト

成人用知能テストの代表的なものは，16歳から89歳まで適用のWAIS-Ⅲ成人知能検査（Wechsler Adult Intelligence Scale-Third Edition）[1]である．「知能」を「合目的的に行動し，合理的に思考し，かつ能率的に自分を取り巻く環境を処理する総合的な能力」と規定し，全テストIQ（Full Scale IQ）のほかに，言語性IQ（Verbal IQ）・動作性IQ（Performance IQ）に分ける．さらに因子分析から，言語理解・知覚統合・作動記憶・処理速度の4つの群指数を測ることにより，個人の知能特性を詳しく検討することが可能である．

しかしWAIS-Ⅲは問題数が多く，実施には約1時間半程度を要するため，高齢者に与える負担は大きい．そのため高齢者の認知機能の低下や脳器質的障害の鑑別評価など目的に応じて，WAIS短縮版，コース立方体組合せテスト（Kohs Block-Design Test）[2]，ベンダー・ゲシュタルト・テスト（BGT；Bender Gestalt Test）[3]，ベントン視覚記銘検査[4]などが適宜適用されている．

そしてアルツハイマー病に対するコリン作動性治療薬の薬効評価に際して，継時的な得点変化によって認知機能障害の推移を評価するADAS（Alzheimer's Disease Assessment Scale）[5]，ウェクスラー記憶テスト改訂版（WMS-R）[6]，神経疾患や脳の障害部位と対応する神経症状についての情報を得るため，種々の神経心理テスト（認知機能テスト）が用いら

れている．

次に認知症のスクリーニングや重症度評価を目的として，簡単な記憶や見当識に関する項目が中心の10～15分くらいで施行できる高齢者用知能テストとして，多種のものが考案されている．

改訂長谷川式簡易知能評価スケール（HDS-R）[7]（表6-1）

わが国で最も普及している高齢者用知能テストである．「年齢」「日時の見当識」「場所の見当識」「3つの言葉の記銘」「計算」「数字の逆唱」「3つの言葉の遅延再生」「5つの物品記銘」「言語の流暢性」の9項目の課題で構成されている．図形模写のような動作性検査は含まれていない．

採点は難易度による重み付けはなく，最高得点は30点で，20点以下を認知症とする．重症度と得点の関係は，24.45 ± 3.60点；非認知症群，17.85 ± 4.00点；軽度認知症群，14.10 ± 2.83点；中等度認知症群，9.23 ± 4.46点；やや高度認知症群，4.75 ± 2.95点；高度認知症群とされている．重度の認知症になるにしたがい，「3つの言葉の遅延再生」の正答率が低下するようである．

Mini-Mental State Examination（MMSE）[8,9]（表6-2）

1975年にFolstein MFらが認知障害を測定することを目的として考案したテストである．MMSEは英語圏のみでなく，各国で若干の変更を加えて使用されている．テスト項目は11項目からなり，「記憶」「見当識」「計算」に関する問題のほかに，「認識」「動作」「書字」「読字」「図形模写」など多種類の課題で構成されている．

採点は設問ごとの得点を単純加算し，満点は30点であり，点が低い

表 6-1　改訂長谷川式簡易知能評価スケール（HDS-R）

氏　名＿＿＿＿＿＿＿＿＿＿＿＿＿　施行日　＿＿＿年＿＿＿月＿＿＿日　施行者名＿＿＿＿＿＿＿＿

生年月日　M・T・S＿＿＿年＿＿＿月＿＿＿日　年齢＿＿＿歳　男・女　施行場所＿＿＿＿＿＿＿

備　考（教育年数：　　年）＿＿＿＿＿＿＿＿＿＿＿＿＿＿＿＿＿＿＿＿＿＿＿＿＿＿＿＿＿＿＿

	質　問　内　容		配　点	
1	お歳はいくつですか？（2年までの誤差は正解）		0	1
2	今日は何年の何月何日ですか？　何曜日ですか？ （年月日，曜日が正解でそれぞれ1点ずつ）	年 月 日 曜日	0 0 0 0	1 1 1 1
3	私たちがいまいるところはどこですか？ （自発的にでれば2点，5秒おいて家ですか？　病院ですか？　施設ですか？　のなかから正しい選択をすれば1点）		0　1	2
4	これから言う3つの言葉を言ってみてください．あとでまた聞きますのでよく覚えておいてください． （以下の系列のいずれか1つで，採用した系列に○印をつけておく） 1：a）桜　b）猫　c）電車　　2：a）梅　b）犬　c）自動車		0 0 0	1 1 1
5	100から7を順番に引いてください．（100-7は？，それからまた7を引くと？　と質問する．最初の答えが不正解の場合，打ち切る）	(93) (86)	0 0	1 1
6	私がこれから言う数字を逆から言ってください．(6-8-2, 3-5-2-9を逆に言ってもらう．3桁逆唱に失敗したら，打ち切る)	2-8-6 9-2-5-3	0 0	1 1
7	先ほど覚えてもらった言葉をもう一度言ってみてください． （自発的に回答があれば各2点，もし回答がない場合以下のヒントを与え正解であれば1点）a）植物　b）動物　c）乗り物	a： b： c：	0　1 0　1 0　1	2 2 2
8	これから5つの品物を見せます．それを隠しますのでなにがあったか言ってください． （時計，鍵，タバコ，ペン，硬貨など必ず相互に無関係なもの）		0　1 3　4	2 5
9	知っている野菜の名前をできるだけ多く言ってください．（答えた野菜の名前を右欄に記入する．途中で詰まり，約10秒間待ってもでない場合にはそこで打ち切る）0〜5＝0点，6＝1点，7＝2点，8＝3点，9＝4点，10＝5点	＿＿＿＿＿＿＿ ＿＿＿＿＿＿＿ ＿＿＿＿＿＿＿ ＿＿＿＿＿＿＿ ＿＿＿＿＿＿＿	0　1 3　4	2 5
		合計得点		

満点：30
カットオフポイント：20/21（20以下は認知症の疑いあり）

（加藤伸司ほか：老年精神医学雑誌，2：1339, 1991）

表 6-2　Mini-Mental State Examination（MMSE）

検査日：　　　年　　　月　　　日　曜日
検査者：
氏名　　　　　男・女　生年月日：　　年　　月　　日　　歳

	質　問　内　容	回　答	得点
1（5点）	今年は何年ですか．	年	
	いまの季節は何ですか．		
	今日は何曜日ですか．	曜日	
	今日は何月何日ですか．	月	
		日	
2（5点）	ここはなに県ですか．	県	
	ここはなに市ですか．	市	
	ここはなに病院ですか．		
	ここは何階ですか．	階	
	ここはなに地方ですか．（例：関東地方）		
3（3点）	物品名3個（相互に無関係） 検者は物の名前を1秒間に1個ずつ言う，その後，被検者に繰り返させる． 正答1個につき1点を与える．3個すべて言うまで繰り返す（6回まで）． 何回繰り返したかを記せ ___ 回		
4（5点）	100から順に7を引く（5回まで），あるいは「フジノヤマ」を逆唱させる．		
5（3点）	3で提示した物品名を再度復唱させる．		
6（2点）	（時計を見せながら）これは何ですか． （鉛筆を見せながら）これは何ですか．		
7（1点）	次の文章を繰り返す． 「みんなで，力を合わせて綱を引きます」		
8（3点）	（3段階の命令） 「右手にこの紙を持ってください」 「それを半分に折りたたんでください」 「机の上に置いてください」		
9（1点）	（次の文章を読んで，その指示に従ってください） 「眼を閉じなさい」		
10（1点）	（なにか文章を書いてください）		
11（1点）	（次の図形を書いてください）		
		得点合計	

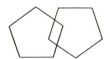

(Folstein MF, et al.：*J Psychiat Res*, 12：189, 1975)

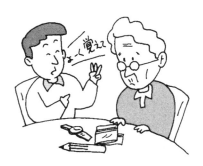

ほど認知障害が推定される．MMSE 日本版を用いた場合，認知症と非認知症の鑑別点は 23/24 点と考えるのが妥当であるとされている．しかし 8 年以下の教育歴，60 歳以上の場合は，23 点以下の得点の解釈には注意が必要である．アルツハイマー病は「物品名の想起」「図形模写」に誤答が多い．

N 式精神機能検査(Nishimura Dementia Test；ND Test)[10,11] (表 6-3)

「記憶」「見当識」のほかに「範疇化」「計算」「図形模写」「構成能力」「書字」「読字」などの課題を加えて，広範囲の認知機能を測定する．MMSE 同様に，動作性課題や視聴覚認知・理解の課題を含んでいる．質問項目がバラエティに富んでいて難易度の面でも配列に工夫して，緊張感を与えることなく短時間に簡便に施行し得る．問題の難易度を一般の高齢者が完全にできる程度のものとし，その程度の問題に答えることが困難な場合に認知症と診断し得るような構成としているので，認知症の早期発見に役立つ．また「物語再生」において論理的記憶についても把握し得る．

表 6-3　N 式精神機能検査（Nishimura Dementia Test；ND Test）

氏名	ID.	男性・女性　　年齢　　歳
		生年月日　　年　　月　　日

実施年月日　　年　　月　　日（　曜日）（AM PM　：　）実施場所
職歴　　　　　　　　　　　　学歴
現在の職業　　　　　　　　　無職（1 年以下・1 年以上）
臨床診断　　　　　　　　　　　　　　　　　　　　　主治医　　　　　Dr
臨床所見　　　　　　　　　　　　　　　　　利き手　　右・左 　　　　　　　　　　　　　　　　　　　　視力障害　　有・無 　　　　　　　　　　　　　　　　　　　　聴力障害　　有・無 　　　　　　　　　　　　　　　　　　　　運動障害　　有・無 　　　　　　　　　　　　　　　　　　　　言語障害　　有・無
検査時の態度（協力的　拒否的　抑うつ的）
NM スケール評価点　合計　　　　　点（家事・身辺整理　　点，関心・意欲・交流　　点 　　　　　　　　　　　　　　　　　会話　　点，記銘・記憶　　点，見当識　　点）
検査者　　　　　　　　　　　　　　検査回数　第　　　回

（福永知子：N-D test，NM スケール，N-ADL；精神心理機能評価ハンドブック．中山書店：433-4，2015を改変）

●集計表

問題＼粗点	0	1	2	3
① 年　　　　齢	2	9		
② 月　　　　日	3	10		
③ 指　の　名	2	7		
④ 運動メロディ	1	7		
⑤ 時　　　　計	3	6		
⑥ 果物の名前	0	8		
⑦ 引　き　算	3	7		
⑧ 図　形　模　写	2	11		
⑨ 物　語　再　生	0	5	10	15
⑩ 逆　　　　唱	0	4	8	
⑪ 書　き　取　り	4	6		
⑫ 読　　　　字	-2	6		

合計得点［　　　　　］
　（粗点に対応する得点を合計する）

32 以下　（重度認知症）
33〜60　（中等度認知症）
61〜84　（軽度認知症）
85〜94　（　境　　界　）
95 以上　（　正　　常　）

(表6-3 つづき)

教　示（留意事項）	回　答・課　題	＊粗点
A　年齢は？（満もしくはかぞえ） 　＊誤答を 0，正答を 1 とする．以下同様	＿＿＿＿歳	① 0, 1
B　今日は何月何日ですか？	＿＿月＿＿日	② 0, 1
C　この指（薬指）は，なに指ですか？ 　（被検者の指をさわって，指の名を問う）	正　　　誤	③ 0, 1
D　（動作で示して）このように片手をグー，もう一方の手をパーにしてください． 　次に，このようにグーの手をパー，パーの手をグーというようにしてください． 　左右の手が同じにならないように繰り返してください． 　＊5 回以上の繰り返しを正とする．	正　　　誤	④ 0, 1
E　この時計は何時何分になっていますか？ 　（下の時計を示す．他の部分は隠す）	＿＿＿時＿＿＿分	⑤ 0, 1
F　知っている果物の名前をできるだけたくさん，言ってください． 　（被検者の言うとおりの順序で記入） 　＊30 秒以内の正答数 4 以上を正答とする．重複は数えない．	＿＿＿＿＿＿＿＿ ＿＿＿＿＿＿＿＿ ＿＿＿＿＿＿＿＿ ＿＿＿＿＿＿＿＿	⑥ 0, 1
G　これから私が読む話を最後まで聞いてください．私が読み終わったらいまの話の覚えていることを思い出して言ってください． 　（右欄の課題を明瞭に読み聞かせる） 　（採点はしない）	きのう 東京の 銀座で 火事があり 17 軒 焼けました． 女の子を 助けようとして 消防士が 火傷をしました．	
H　100 から 17 を引くと？	正　　　誤＿＿＿＿＿	⑦ 0, 1

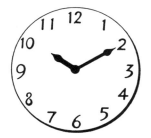
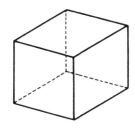

（時計・立方体は実物の 70%）

(表6-3 つづき)

教　示（留意事項）	回　答・課　題	*粗点
I　これと同じ絵を書いてください． 　　（立方体の図を指示し，空白部に記入させる） 　　＊なにも書けない・不正確＝0 　　　正確に書ける＝1		⑧ 0, 1
J　少し前に覚えていただいた話を，いま，思い出し 　　てもう一度言ってください．火事の話でしたね． 　　＊正答句数　0＝0, 1〜2＝1, 3〜6＝2, 　　　　　　　　 7〜10＝3	きのう　東京の　銀座で 火事があり　17軒　焼けました． 女の子を　助けようとして 消防士が　火傷をしました．	⑨ 0, 1 　 2, 3
K　いまから私がいくつかの数字を言いますからよく 　　聞いてください．私が言い終わったら逆の方向か 　　ら言ってください．たとえば1-2の逆は2-1です 　　ね． 　　（1秒に1数字の速度で読み聞かせる．最後の数字 　　は調子を少し下げて読む） 　　（2桁の1] 24から始める．失敗すれば同じ桁の 　　2] 58をする．失敗すれば中止する，正しく逆唱 　　できれば，次の1] 629に進む．失敗すれば，2] 　　415をする） 　　＊2桁失敗＝0, 2桁成功，3桁失敗＝1 　　　3桁成功＝2	1]　　　　　　2] 24　　　　　58 629　　　　415	⑩ 0, 1 　 2
L　これから私の言う文章を書いてください． 　　「山の上に木があります．」 　　（空白部に記入させる．被検者が聞き直す場合は，繰 　　り返し読み聞かせる）	正　　誤	⑪ 0, 1
M　声を出して読んでください． 　　（下の「男の子が本を読んでいる」を正位置にして 　　示す．他の部分は隠す）	正　　誤	⑫ 0, 1

男の子が　本を読んでいる

表6-4 各種高齢者用認知機能テストの課題および得点配分

課題内容	HDS-R	MMSE	ND test
見当識	7	10	19
記憶（記銘）	3	3	0
記憶（再生）	11	3	15
注意と計算	4	5	15
言語（書字，読字，流暢性）	5	2	20
手指および物品呼称	0	2	7
認知（時計時間）	0	0	6
構成行為（図形模写）	0	1	11
構成行為（口命理解）	0	4	7
合　計　点	30	30	100

HDS-R；改訂長谷川式簡易知能評価スケール，MMSE；Mini-Mental State Examination，ND test；N式精神機能検査

　採点は，後述のNMスケール評価点を外的基準とする集計表を参照して，粗点に対応した数値を加算して合計点を求める．すべて正答であれば100点，すべて誤答であれば18点となる．

　他のテストの多くは，その検査のデータ構造のみに基づいて評価尺度を構成しているが，本テストは外的基準として，標準化され妥当性・信頼性を有する，臨床的観察による観察形式の精神状態評価尺度（NMスケール）を採用しているので，認知症の程度の判別基準の意味づけが，臨床像とよく対応している．

　非認知症群　　正常：95点以上，境界：94〜85点
　認知症群　　　軽度認知症：84〜61点，中等度認知症：60〜33点，
　　　　　　　　重度認知症：32点以下

　これらの高齢者用知能テストは，表6-4の各種高齢者用認知機能テス

の課題および得点配分に示すように，構成する課題内容が異なるために，各テストによって重症度間の判別感度には多少の差がある．また，被検者の本来の知的水準が高く，課題がやさしい場合には，実際には認知症と判定される状態にあったとしても非認知症と判定される可能性がある．逆に課題がむずかしい場合には，本来の知的水準が低い認知症でない被検者が認知症と判定される可能性があるので，テスト結果については被検者の教育歴・職歴等の本来の知的水準を考慮して判定する必要がある．

V．臨床観察による評価法

Clinical Dementia Rating（CDR）[12]（表6-5）

行動評価法として，1982年にHughes CPらによって作成された．「記憶」「見当識」「判断力と問題解決」「社会適応」「家庭状況および趣味・関心」「パーソナルケア」の6項目について，それぞれ，「健康」「認知症の疑い」から「重度認知症」まで例示された症状を参照して，5段階に評価する．

6項目について判定するので，きちんと評価できれば機能差がわかりやすいという利点があるが，判定基準の説明が多少抽象的で判断しにくいところがある．

Functional Assessment Staging（FAST）[13]（表6-6）

FASTは1984年にReisberg Bらによって考案されたものであり，アルツハイマー病の重症度評価によく用いられる．日常生活機能の低下の状態がかなり詳しく例示されており，評価対象者の能力と対照して認知症の進行段階を判定する．このスケールでは7段階について判定基準を

表6-5 Clinical Dementia Rating (CDR)

	健康 (CDR 0)	認知症の疑い (CDR 0.5)	軽度認知症 (CDR 1)	中等度認知症 (CDR 2)	重度認知症 (CDR 3)
記　憶	記憶障害なし時に若干のもの忘れ	一貫した軽いもの忘れ出来事を部分的に思い出す良性健忘	中等度記憶障害,とくに最近の出来事に対するもの日常活動に支障	重度記憶障害高度に学習した記憶は保持,新しいものはすぐに忘れる	重度記憶障害断片的記憶のみ残存
見 当 識	見当識障害なし	時間的な関連性に軽度の障害がある以外は見当識障害なし	時間に対しての障害あり,検査では場所,人物の失見当なし,しかし時に地理的失見当あり	常時,時間の失見当時に場所の失見当	人物への見当識のみ
判断力と問題解決	適切な判断力,問題解決	問題解決,類似や相違の理解に障害が疑われる	問題解決,類似や相違の理解に中等度の障害社会的判断力は保持	問題解決,類似や相違の理解に重度の障害社会的判断力の障害	判断不能問題解決不能
社会適応	仕事,買い物,ビジネス,金銭の取り扱い,ボランティアや社会的グループで,普通の自立した機能	左記の活動の軽度の障害もしくはその疑い	左記の活動のいくつかにかかわっていても,自立した機能が果たせない表面的には普通にみえる	家庭外(一般社会)では独立した機能は果たせない一見家庭外の活動にかかわれるようにみえる	家庭外では独立した機能は果たせない一見して家庭外の活動に参加できるようにはみえない
家庭状況および趣味・関心	家での生活趣味,知的関心が保持されている	同左,もしくは若干の障害	軽度の家庭生活の障害複雑な家事は障害高度の趣味・関心の喪失	単純な家事のみ限定された関心	家庭内不適応
パーソナルケア (0.5の評価はない)	セルフケア完全		ときどき激励が必要	着衣,衛生管理など身の回りのことに介助が必要	日常生活に十分な介護を要するしばしば失禁

(Hughes CP, et al.: *Br J Psychiatry*, 140: 566, 1982)

定めている．とくに重度認知症の時期にはいってからの進行状況を示すのに適している．

表 6-6 Functional Assessment Staging (FAST)

重症度				特徴
正常		1	主観的にも客観的にも機能低下を認めない	●過去（5〜10年）の出来事を覚えている
		2	発語の主観的機能低下 社会的に活動性，実行力の低下を認めない	●物の名，地名，目的を忘れる ●社会的には適応している ●注意深い観察により不安を訴えることが認められる
認知症の疑い		3	社会的場面における客観的高度の機能低下	●重要な約束を忘れる ●日常生活（買い物，支払いなど）では障害がない
軽度		4	日常生活の複雑な場面での実行の欠如	●メニューに適した材料の買い物が困難である ●経済面で混乱やミスを生じることがある ●家庭内での生活（着がえ，入浴など）には障害はない ●精神的に不安定な状態が認められる
中等度		5	日常生活における基礎的な場面での不適切な行動	●着がえが適切に行えない（援助が必要） ●入浴を忘れる ●車の運転が不正確となる ●感情障害が出現する
高度		6	着がえ・入浴・排便排尿の自立機能の低下 （a）服を正しく着られない （b）入浴を自立して行えない （c）排便排尿の自立の低下 （d）尿失禁 （e）便失禁	●歩行がしだいに不安定となる（小きざみ，ゆっくり） ●不安・焦燥感が強い ●幻覚・妄想が出現することもある ●パジャマの上に服を重ねて着る ●くつひもが結べない ●入浴の手順が混乱する ●入浴を忘れる ●トイレで水を流さない ●ズボンを自分であげない
きわめて高度		7	失語・歩行障害・意識障害 （a）数種の単語しか使用しない （b）意味のある単語は1語のみとなる （c）歩行機能の喪失 （d）着座能力の喪失 （e）笑顔の消失 （f）昏迷および昏睡	●意味のない単語の羅列は可能 ●「はい」「いいえ」「わかりました」等のみ発語する ●しだいに発語はなくなり，ブツブツと口の中でひとり言をつぶやくのみとなる ●歩行不能となる ●歩行不能後，約1年ぐらいで座位姿勢を保てない ●泣いたり，笑ったりする表情は存在 ●表情は失われる ●眼球運動は可能 ●嚥下・咀嚼は可能 ●嚥下・咀嚼能力の欠如，経鼻栄養が必要 ●外部よりの刺激に対し発声する

(Reisberg B, et al.：*Am N Y Acad Sci*, 135：481, 1984)

NM スケールおよび N-ADL[14] (表 6-7)

1) NM スケール（N 式高齢者用精神状態評価尺度；Nishimura's scale for rating of mental states of the elderly）

　日常生活における精神機能に関する項目を，「家事・身辺整理」「関心・意欲・交流」「会話」「記銘・記憶」「見当識」の 5 項目に分け，各項目を正常から最重度までの 7 段階に区分し，10 点から 0 点の評価点を与える．各項目の評価基準では，「正常」とは日常生活において年齢相応の活動性と自立性が維持されている状態とし，10 点を与える．「境界」とは日常生活では自立しているが，ごく軽度の精神機能の低下と積極性の低下が認められるものとし，9 点を与える．軽度の精神機能の低下に対しては 7 点を，中等度の精神機能の低下に対しては 5 点を与える．重度の精神機能の低下（認知症）の段階は臨床的に大きな幅があるのでさらに 3 段階に分け，3 点・1 点・0 点を与える．0 点は活動性や反応性がまったく失われた最重度の状態である．

　NM スケールの手引き（表 6-8）が用意されているので，わかりにくいときは参照するとよい．

　各項目ごとに点数評価し，5 項目の評価点合計が NM スケールの評価点となる．重症度の判別を次の 5 段階に分ける．

非認知症群　正常：50〜48 点，境界：47〜43 点
認知症群　　軽度認知症：42〜31 点，中等度認知症：30〜17 点，
　　　　　　重度認知症：16〜0 点

　なお臨床場面では，たとえば上・下肢運動障害，パーキンソン症状などの身体的障害が重度のため家事や身辺処理などが不可能な例も少なくない．寝たきりの人（N-ADL で歩行・起坐の評価点が 1 点以下）の場合は，「会話」「記銘・記憶」「見当識」の 3 項目の評価点の合計で暫定

表6-7 NMスケールおよびN-ADL

N式高齢者用精神状態尺度（NMスケール）

氏名		男・女	生年月日 M T S 年 月 日	居住場所		重症度評価点	NMスケール 正常：48〜50点 境界：43〜47 軽症：31〜42 中等症：17〜30 重症：0〜16		HDS-R 点
診断名		視力障害 あり なし	聴力障害 あり なし	運動障害	上肢＜左右 あり あり なし なし 下肢＜左右 あり あり なし なし				ND test 点
記入者				歳					

評点 項目	0点	1点	3点	5点	7点	9点	10点
家事 身辺整理	不能	ほとんど不能	買い物不能、ごく簡単な家事、整理も不完全	簡単な買い物も不確か、ごく簡単な家事、整理のみ可能	簡単な買い物は可能、留守番、複雑な家事、整理は困難	やや不確実だが買い物、留守番、家事などをいちおう任せられる	正常
関心・意欲 交流	無関心 まったくなにもしない	周囲に多少関心ありぼんやりと無為に過ごすことが多い	自らはほとんどなにもしないが、指示されれば簡単なことはしようとする	習慣的なことはある程度自らする。気がむけば人に話しかける	運動・家事・仕事・趣味などを気がむけばする。必要なことは話しかける	やや積極性の低下がみられるが、ほぼ正常	正常
会話	呼びかけに無反応	呼びかけにいちおう反応するが、自ら話すことはない	ごく簡単な会話のみ可能、つじつまの合わないことが多い	簡単な会話は可能であるが、つじつまの合わないことがある	話し方は、なめらかではないが、簡単な会話は通じる	日常会話はほぼ正常 複雑な会話がやや困難	正常
記銘・記憶	不能	新しいことはまったく覚えられない 古い記憶がまれにある	最近の記憶はほとんどない、古い記憶多少残存、生年月日不確か	最近の出来事記憶困難、古い記憶の部分的脱落 生年月日正答	最近の出来事をよく忘れる 古い記憶はほぼ正常	最近の出来事をときどき忘れる	正常
見当識	まったくなし	ほとんどなし 人物の弁別困難	失見当識著明、家族と他人との区別はいちおうできるが、だれかはわからない	失見当識かなりあり（日時・年齢・場所など不確か、道に迷う）	ときどき場所を間違えることがある	ときどき日時を間違えることがある	正常

NMスケール評価点

N式高齢者用日常生活動作能力評価尺度（N-ADL）

歩行・起坐	寝たきり（坐位不能）	寝たきり（坐位可能）	寝たり、起きたり、手押し車等の支えがいる	つたい歩き 階段昇降不能	杖歩行 階段昇降困難	短時間の独歩可能	正常
生活圏	寝床上（寝たきり）	寝床周辺	室内	屋内	屋外	近隣	正常
着脱衣 入浴	全面介助 特殊浴槽入浴	ほぼ全面介助（指示に多少従える） 全面介助入浴	着衣困難、脱衣も部分介助を要する 入浴も部分介助を多く要する	脱衣可能、着衣は部分介助を要する 自分で部分的に洗える	遅くて、時に不正確 頭髪・足等洗えない	ほぼ自立、やや遅い 体は洗えるが洗髪に介助を要する	正常
摂食	経口摂食不能	経口全面介助	介助を多く要する（途中でやめる、全部細かくきざむ必要あり）	部分介助を要する（食べにくいものをきざむ必要あり）	配膳を整えてもらうとほぼ自立	ほぼ自立	正常
排泄	常時、大小便失禁（尿意・便意が認められない）	常時、大小便失禁（尿意・便意があり、失禁後不快感を示す）	失禁することが多い（尿意・便意を伝えること可能、常時おむつ）	時々失禁する（気を配って介助すればほとんど失禁しない）	ポータブルトイレ・しびん使用 後始末不十分	トイレで可能 後始末は不十分なことがある	正常

N-ADL 評価点

V. 臨床観察による評価法　183

第1回	第2回	第3回	第4回	第5回	第6回	第7回	実施
							年月日
歳	歳	歳	歳	歳	歳	歳	年齢
							精神症状・行動障害
							精神状態尺度（NMスケール）
							計
							日常生活動作能力評価（N-ADL）
							計

随伴精神症状・行動障害

A：摂食異常
　A_1　誤嚥しやすい
　A_2　何度も食事を要求する
　A_3　食物以外のものを口に入れる
　A_4　食欲低下
　A_5　拒　食
B：排泄異常
　B_1　夜間頻尿
　B_2　トイレへ行く途中での失禁
　B_3　トイレ以外の場所での排泄
　B_4　オシメをはずしてふとんに失禁
C：多動，興奮，徘徊
　C_1　ごそごそ動きまわる
　C_2　不穏，興奮，攻撃
　C_3　夜間せん妄
　C_4　大声をあげる，叫ぶ
　C_5　衣類，シーツなどを破る
　C_6　暴　力
　C_7　徘徊（外出して迷う）
　C_8　家の中で徘徊
D：危険・不潔などの異常行為
　D_1　火の不始末，弄火
　D_2　車，ガスなどの危険がわからない
　D_3　自傷行為，転倒の危険
　D_4　身体不潔，入浴をいやがる
　D_5　性的異常行為
　D_6　盗　み
　D_7　つまらないものを集める
E：睡眠パターンの障害
　E_1　不眠を訴える
　E_2　昼夜逆転
　E_3　夜間に家人をおこす
　E_4　終日傾眠
F：感情障害
　F_1　気分がかわりやすい
　F_2　感情失禁
　F_3　多　幸
　F_4　抑うつ気分，苦悶
　F_5　不安，焦燥
　F_6　自殺念慮
G：異常体験
　G_1　錯　覚
　G_2　幻　覚
　G_3　妄　想
H：言葉の異常
　H_1　同じことを何度も言う
　H_2　独　語
　H_3　作　話
I：意欲の低下
　I_1　意欲，関心の低下
　I_2　根気がない
J：病識
　J_1　病識低下
　J_2　病識欠如
K：性格変化
　K_1　自己中心的
　K_2　非協調的
　K_3　怒りっぽい
　K_4　猜疑的
　K_5　頑固
L：その他

表6-8 N式高齢者用精神状態尺度（NMスケール）の手引き

〈記入上の注意事項〉

正常の基準は、日常生活において、年齢相応の活動性と自立性が維持されているものとし、10点とします。ごく軽度の記憶力の低下に対しては積極性がみられるのを境界とし、9点とします。軽度の知的機能の低下に対しては7点を、中等度の知的機能の低下に対しては5点を与えます。重度認知症に対応する段階は3点、1点、0点となり、0点は活動性や反応性がまったく失われた最重度の状態です。

各項目について、該当する点数を右欄に記入し、5項目の合計をNMスケール評価点とします。

評点／項目	0点	1点	3点	5点	7点	9点	10点	評価
家事・身辺整理	不能	おやつついでも紙等が手の届く範囲にあれば取れる	・ごく簡単な家事、整理も不完全・おしぼりを渡せば顔や手を拭くことができる・手の届く範囲にあればお茶が飲める	・簡単な買い物も不確か、ご簡単な家事、整理のみ可能・声かければベッド周辺の整理ができる・付添えば買い物ができる	・簡単な買い物可能、留守番、複雑な家事、整理は困難・食器が洗える。洗面用具の後片づけができる・エレベーターに1人で乗れる。その操作ができる	・やや不確実だが、買い物、留守番、家事などがまかせられる・自分の衣類の整理ができる・どうにか洗濯機が使える	正常 買い物・娯楽・外出等ができる・現金の管理ができる	
関心・意欲・交流	無関心まったくなにもしない	周囲に多少関心あり、ぼんやりと無為に過ごすことが多い	・自らはほとんどなにもしないが、指示されれば簡単なことはしようとする・手渡せば雑誌のグラビア等を見る・ついていればテレビをなんとなく見る	・習慣的なこと、ある程度自らもしくは声かけば人と話しかける・声かければ行事に参加する・テレビを見る	・運動・家事・仕事・趣味などに気がむけば参加する、必要なことは話しかける・行事に気がむけば参加する・テレビ・ラジオの番組ややや本を選択する	・やや積極性の低下がみられるが、ほぼ正常・周囲の人と雑談ができる・家族や同室者の行動を知っている・趣味をもっている	正常・部屋やベッド周辺を飾り、同室者と楽しむ・家族や他人の面倒をみる	

V. 臨床観察による評価法　185

					評価点
会話	呼びかけに無反応	呼びかけにおおう反応するが、自ら話すことはない・おむね返しに言葉が多い	・ごく簡単な会話のみ可能、つじつまの合わないことが多い・ありがとう、ごちそうさま、おはよう等が言える	・簡単な会話は可能であるが、つじつまの合わないことがある	話し方はなめらかではない、簡単な会話は通じる・相手の話が理解できる・聴力・言語障害があっても手話・筆談で通じる	日常会話はほぼ正常複雑な会話がやや困難	正常
記銘・記憶	不能	新しいことはまったく覚えられない古い記憶がまれにある	最近の記憶はほとんどない、古い記憶多少残存、生年月日不確か・出生地を覚えている・名前が言える	最近の出来事の記憶困難、古い記憶の部分的脱落生年月日正答	最近の出来事をよく忘れる古い記憶はほぼ正常	最近の出来事をときどき忘れる・1人で受診できるが、時に診察日を忘れる・服薬の自己管理ができるが、時に忘れる	正常
見当識	まったくなし	ほとんどなし人物の弁別困難・男女の区別はできる	失見当識著明、家族と他人との区別はいちおうできるが、だれかはわからない・自分の年齢をかけ離れた年で答える	失見当あり（日時・年齢・場所、道に迷う）・看護師、医師、繁務、指導員等の見分けができる	ときどき場所を間違えることがある・目的の場所へ行こうとするが、時に迷う	ときどき日時を間違えることがある	正常

〈精神状態や症状の変動のある場合〉
　日により変動があるときは、その中間的な評価点欄にチェックし、とくに変動の激しい場合は、精神症状・行動障害の欄にその旨を記入してください。
〈精神症状・行動障害〉
　認知症に随伴する精神症状や行動障害は右欄に示す記号で記入するか、症状や行動を直接記入してください。

表6-9　N式高齢者用日常生活動作能力評価尺度（N-ADL）の手引き

評点 項目	0点	1点	3点	5点	7点	9点	10点	評価
歩行・起坐	寝たきり（坐位不能）	寝たきり（坐位可能）・寝たきりだが、介助にて坐位がとれる・寝返り、腰あげ等体位変動ができる	起きたり、寝たり・自力で寝起きができる・立つのに支えがいる・ベッドサイドの起立ができる・車椅子の乗降は介助で、操作は自力でできる	つたい歩き・階段昇降不能・歩行器使用で移動できる・車椅子に移行し、操作ができる・手押し車で移動できる	杖歩行・階段昇降困難・手押し車を自由に使える	短時間の独歩可能・階段の昇降可能	正常・安定した歩行ができる	
生活圏	寝床上（寝たきり）	寝床周辺	室内	屋内	屋外	近隣	正常・電車、バス、タクシーに乗って出かけられる	
着脱・入浴	全面介助　全面介助入浴（特殊浴槽または清拭のみ）	ほぼ全面介助　指示に多少従える　全面介助入浴（抱いて湯舟に入れる）	着衣困難、脱衣も部分介助を要する・腰紐が結べる・浴槽の出入り、体を洗うのに介助を多く要す	脱衣可能、着衣は部分介助を要する・靴下がはける・浴槽の出入り、体を洗うのに介助を要する・体は部分的に洗える	遅くて、時に不正確・洗髪・足等洗えない・ファスナーのしめ忘れ、ボタンのかけ違いなどがある・自力で入浴できるが十分部分的に洗えない	ほぼ自立、やや遅い・体は洗えるが、洗髪に介助を要する・危険防止のため、注意がいる	正常	

V．臨床観察による評価法　187

	経口摂取不能	経口全面介助	介助を多く要する	部分介助を要する	配膳を整えてもらうとほぼ自立	ほぼ自立	正常	
摂食			・途中でやめる ・全部細かくきざむ必要がある ・細かくきざまればほぼつ食べるが、途中から介助を要する	・食べにくいものをきざむ必要がある ・よくこぼす ・ほぼ最後まで食べられる		・膳の持ち運びやお茶くみができる	・食前食後の準備や後片づけの手伝いができる	評価点
排泄	常時、大小便失禁、尿意・便意がなく、常時失禁	常時、大小便失禁、尿意・便意あり、失禁後不快感を示す	失禁することが多い ・尿意・便意を伝えることが可能、常時おむつ	時々失禁する ・気を配って介助すれば、ほとんど失禁しない ・日中は、尿器・ポータブルトイレを使用し、夜間はおむつを使用	ポータブルトイレ・しびん等使用、後始末不十分 ・日中はトイレ使用、夜間はポータブルトイレを使用	トイレで可能 後始末が不十分なことがある ・時に下着を汚す	正常	

〈記入上の全般的注意事項〉
正常の基準は、日常生活において、年齢相応の活動性と自立性が維持されて、自立して日常生活が営めるものとし、10点とします。自立して日常生活を営むことが困難になり始めた初期の状態を境界とし、9点とします。日常生活において軽度の介助までは観察を要するものを7点とします。部分介助を要するものを、その程度により5点と3点とします。全面介助を要するものを、その程度により1点と0点とします。0点は活動性や反応性がまったく失われた最重度の状態です。
各項目について該当する点数を右欄に記入し、5項目の合計をN-ADL評価点とします。

的に評価するのも一法である．その場合の認知症の程度の判定は，次のとおりである．

　非認知症群　正常：30〜28点，境界：27〜25点
　認知症群　　軽度認知症：24〜19点，中等度認知症：18〜10点，
　　　　　　　重度認知症：9点以下

　また，うつ状態が高度である場合には，「関心・意欲・交流」の項目の評価で問題が生じるため，NMスケールのスコアは低くなる．したがって，疾患の鑑別に際しては，NMスケールと次に示すN-ADLとを併用し，日常生活面での高齢者の実際的能力を総合的にとらえることが大切である．

2）N-ADL（N式高齢者用日常生活動作能力評価尺度；Nishimura's scale for rating of activities of daily living of the elderly）

　日常生活における基礎的な動作能力を「歩行・起坐」「生活圏」「着脱衣・入浴」「摂食」「排泄」の5項目に分け，各項目ごとに7段階に重症度分類する．日常生活動作の年齢相応の自立状態を正常とし，10点を与え，ほぼ自立しているものには9点を与える．日常生活動作に軽度の介助または監督を要するものに7点を，部分介助を要するものに5点を，部分介助を多く要するものに3点をそれぞれ与える．全介助を要するものに1点を与え，まったく自らは動作のできない最重度の全介助の状態にあるものには最重症として0点とする．

　身近な家族や介護者より情報を得て，対象者の状態を観察し，各項目ごとの最右欄の評価欄に相当する区分の点数を記入する．各項目の各区分にあたる具体的な状態は評価表に示されている．なお評価者間の評価に差が生じないようにN-ADLの手引き（表6-9）が用意されているので，各評価の区分がわかりにくいときは参照する．

年齢相応の正常な自立状態の場合，評価点合計は 50 点満点となる．N-ADL では各項目ごとの評価点をみて介護の必要度を考慮する．「歩行・起坐」「生活圏」が 10 点に近くて他の項目が低い場合は，徘徊の多い高齢者である可能性が高い．

認知症患者では認知機能低下に随伴して感情障害・性格変化・行動の異常・日常生活能力の低下なども認められるので，認知症の高齢者介護を困難にする精神症状や行動障害が随伴しているときには，別にその状態を記録する（表 6-7）．
　N-ADL と NM スケールは単独に用いることもできるが，疾患の鑑別に際しては，NM スケールと N-ADL を併用し，日常生活面での高齢者の実際的能力を総合的にとらえることが大切である．

VI. 性格テスト

性格テストは質問紙法（questionnaire）と投影法（projective method）に大別できる．

質問紙法の性格テスト
知りたい性格特性が明らかになりやすい一定の質問を与えて，被検者の内省によって「はい」「いいえ」のいずれか，あるいは「はい」「どちらともいえない」「いいえ」のいずれかを選択してもらい，その結果を採点したりグラフに図示することにより，心理状態や性格特性を推測する方法である．実施が簡便で，結果の整理も容易に数量化できるという利点があるが，自己記入に基づく質問紙法は精神機能や認知機能の低下を

伴う認知症の高齢者の場合，実施が困難となり，その結果の信頼性も低くならざるをえない．

質問紙法の性格テストとして代表的なものはYGテスト（矢田部・ギルフォード性格検査）とMMPI（ミネソタ多面的人格目録：Minnesota Multiphasic Personality Inventory）であるが，高齢者に使用することは少ない．

高齢者では，認知症とうつの鑑別のため，抑うつ尺度が必要になる場合が多い．抑うつ尺度では，自己評価尺度のSDS（Zung's self rating depression scale）[15]と他者評価尺度のHRS（Hamilton rating scale for depression）[16]が代表的である．

1）Geriatric Depression Scale（GDS）[17]（表6-10）

SDSは食欲不振，睡眠障害などの正常な老化でもみられる身体的症状の訴えがうつスケールに反映されているため，高齢者では得点が高くなりがちである．GDSは身体的うつ症状を除外した高齢者のための簡便なうつ症状評価尺度である．高齢者の疲労を避けるために15項目に短縮されたshort formがよく用いられている．5項目の逆転項目を含み，5点以上であれば，うつ病性障害の可能性があると評価される．

投影法の性格テスト

あいまいな一定の課題刺激を与えて，被検者のある程度自由にまかされた多様な応答を心の内面の投影と考え，性格傾向・心理状態・精神力動を推測し解釈する方法である．整理や解釈が複雑で熟練を要するが，幼児から高齢者まで幅広い年齢範囲に適用できる．早く反応することや，しっかり記憶しておくことは要求しないため，認知症の高齢者にも施行可能である．

表 6-10 Geriatric Depression Scale（GDS-15）

現在のあなたのお気持ちについてお聞きします
それぞれの質問を読み，自分の気持ちに当てはまると思うものに○をつけてください
すべての質問にお答えください

1	基本的に自分の生活に満足していますか	いいえ	はい
2	活動や興味がかなり減りましたか	はい	いいえ
3	生活が空虚だと感じますか	はい	いいえ
4	しばしば退屈しますか	はい	いいえ
5	たいてい気分はよいですか	いいえ	はい
6	なにか悪いことが自分にふりかかるのではないかと恐れていますか	はい	いいえ
7	たいてい幸せだと感じていますか	いいえ	はい
8	しばしば無力感を感じますか	はい	いいえ
9	外出や新しいことをするよりも家にいるほうが好きですか	はい	いいえ
10	他人より記憶力が悪いと感じていますか	はい	いいえ
11	いま，生きていることは素晴らしいと感じますか	いいえ	はい
12	自分の生き方には価値がないと感じていますか	はい	いいえ
13	活気に満ちあふれていますか	いいえ	はい
14	自分の状況には希望がないと感じていますか	はい	いいえ
15	多くの人は自分より良い人生を送っていると思っていますか	はい	いいえ

（Yesavage JA, et al.：Development and validation of a geriatric depression screening scale；A preliminary report. *J Psychiat Res,* 17：37, 1983 より改変）

1）ロールシャッハ・テスト（Rorschach Test）

　実施法は白紙の上にインクを落とし，それを中心のところで二つ折りして開いたときに偶然にできた，ほぼ左右対称の漠然とした図形の10枚のカードを一定の順序で定められた方向から一枚ずつ被検者に手渡し，「なにに見えるか」「なにに似ているように思うか」を答えてもらう．そして示された反応の1つひとつについて，図版のどこ（領域：全体，大

きい部分，小さい部分など）を，どのような特徴（決定因：形体，色彩，濃淡，運動感など）から，なに（内容：人，動物など）と意味づけたかを質問し，スコア化する．

このような手順で，漠然図形の見え方や感じ方を通して，知的側面（物事の把握の仕方・独創性・意欲性など），情緒的側面（感情状態・情緒の統制力・緊張場面に対する反応・内省力など），自我機能の面（自我の強さ・現実検討能力・葛藤・防衛手段など）から，人格構造を力動的に解釈する．

高齢者のロールシャッハ・テストの特徴として，Rorschach H[18]は，W%（領域：全体反応）の増加，F%（決定因：形体反応）の増加，A%（内容：動物）の増加，P%（平凡反応）の減少，F（＋）%（現実検討能力の正確さ）の減少，ΣC（色彩反応の総数）の減少，CR（Content Range：内容の幅）の減少をスコア上の特徴としてあげている．すなわち，①内的資質を表す能力の低下・情緒刺激に反応することの弱小化，②知覚の正確性と知的機能の低下，③興味の範囲の狭小化や反応の減少を高齢者の人格指標としている．

以後の高齢者の人格特徴と精神老化に関する研究として代表的なものは，Ames LB ら[19]の研究である．はじめに健康で活動性の高い高齢者200人を対象にロールシャッハ・テストに反映される aging process をみる目的で年代群（70，80，90歳代）ごとの差をみようとしたが，結果は各年代別の明確な特徴を抽出することができず，個人差が大であることを指摘している．そして暦年齢以外の aging の指標として，A リスト（児童に出現しやすい反応）と B リスト（高齢者に出現しやすい反応）を試案し，①normal：正常成人の反応とかわらない，②pre-senile：A%と F%が高く，F（＋）%と R［反応数］が低く，CR も狭い，③senile：

A％と At（内容：解剖）または，そのいずれか一方が非常に高く，同時に F％も高いが，F（＋）％は低く，固執傾向がみられる，の 3 群に分類して，反応の質的評価による人格の老化指標を作成した．

下仲ら[20]の研究においても認知症の進行とともに知覚の統合が困難となり，常同的思考に向かい，感情や情動体験の表出が乏しくなる，あるいは社会的協調性が落ちていくと報告している．認知症の高齢者の表現の特徴は「〜ともちがう，〜ともちがう」というあいまいな表現が多く，「しいて言えば〜」「〜ですか？」といった表現となり，検査者に了解不能となることもある．そして自信のなさ・依存傾向・混乱・記憶力の低下とともに，人格の形骸化（表面的なもっともらしい応対と裏腹に，話している内容は状況認識ができず不適切なものとなる）が，文章表現から観察しうると述べている．

筆者らの経験では，認知症の高齢者にかなり多くみられる反応として，図形の一部分から思いついた反応を図形全体に当てはめ，ほかの大部分がその反応に当てはまらなくても，修正したり合理化したりすることなく取り入れてしまう作話性全体反応（例Ⅵカード：上の横に突き出た細いところが 2 本のヒゲに見えたから，これ全体が猫）がある．このような誤った外界の把握様式は認知症の高齢者にみられる被害妄想的な言動と対応するものと考えられる．

篠田[21]は血管性認知症のロールシャッハ反応の特徴を，部分はわかるが，かえってあれもこれもが気になり，結局，全体の統合がむずかしくなっていると述べている．わかる部分があるだけに，なにかをしてうまくいかなかったということもわかるので，自信喪失し劣等感を抱き，引っ込み思案になったり，あるいは拒否的になりやすいと推察している．そしてアルツハイマー病のロールシャッハ反応では，明確な輪郭形体でみ

ることがむずかしくなり，現実に沿ったものの見方ができにくくなるが，思い込みであっても人への興味や関心は保持されている点が特徴であるとまとめている．

2) Thematic Apperception Test（TAT；絵画統覚検査）

　課題は人物や場面を描いた絵のそれぞれについて，被検者が過去・現在・未来を含む物語を空想する．主人公やその他の登場人物が，どのような特徴をもった人物で，相互にどのようなかかわりをしているか，どのようなテーマの出来事がどのように進行し，どのような結末に至るのかについて空想する．その内容から被検者のイメージのなかで主観的に生きられている対人的な生活史や家族関係などを推察する性格テストである．

　TATにおける高齢者の言語生産量は他の世代に比べて少なく，活動性が高く積極的な高齢者であっても過去・現在・未来の物語をつくるよりも単なるカードの記述で終わる場合が多い．このため高齢者にも取り組みやすく興味がもてるように，高齢者を含んでいて，高齢者の日常生活場面に近い刺激図版のTAT高齢者版が開発されている．

　Starr BDらの考案したPAAM（The Projective Assessment of Aging Method）[22)]は被検者の身体状況や問題などの目的に応じた図版（図6-1）を組み合わせ，1枚ずつ被検者に提示し，「この絵を見てください．なにが起こっていますか？」というように，まず現在の状況を語ってもらえるように教示し，語られる内容に沿って質疑を行っていく．高齢者が直接表現する内容から，目にみえないこころの動きを初めて理解し得ることもある．

　確立された分析法はないが，空想された物語を2～3回じっくりと読み返して，加齢に伴う個人病理・性衝動の喪失や魅力の減退・身体の不

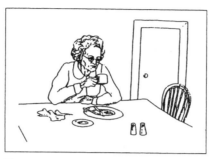

図 6-1　PAAM 図版

自由さ・家庭内対立などについて総合的に分析していく．認知症が重度になるほど，物語の構成度も低くなるが，図版を正しく認知できていれば，物語が短く独白に近い内容であっても，登場人物の行動の原因について語ることは可能である．

3）バウムテスト（Baum Test）

バウムテストは Koch K が 1949 年に発表した投影法に属する心理テストである[23]．A4 判の画用紙（一般には縦長で使用）と B4 の鉛筆，消しゴムを用意し，「実のなる木を描いてください」と指示して行う．

実のなる木を 1 本描かせることにより，被検者の意識下の種々の層の心理状態をうかがい知ることのできるテストであるが，発達テストとして，また，治療過程やリハビリテーションによる経過を知るうえでも有用なテストである[24]．

発達の延長として，初老期から高齢期にかけての加齢による心理的変化を知るうえで，また，高齢期の認知症やその他の種々の疾患に際しての知的機能の衰退状況や心理状況を知るうえにおいても有用なテストで

ある．
　テスト施行にあたっての注意としては，実を描くことを強制する必要はなく，「どのような木でもよい」と説明し，時間も制限しない．裏面に性別，年齢，検査日を記入してもらうか記録しておくと，整理時に役に立つ．左利きの人の場合にはその点も記録しておく．
　バウムテストの解釈にあたっては次の3側面より分析する[23]．
　①形態分析的側面
　　　　発達的側面または衰退的側面を地平，幹，枝，葉，実などの各指標について，バウムテストの整理表（国吉らによる）[25]または表6-11にしたがって検討する．
　②動態分析的側面
　　　　運筆の動態を筆跡学的に検討する．木としての生気，力動感，調和性などの検討をする．
　③空間象徴的解釈
　　　　紙面を被検者に与えられた生活空間とし，樹木の描画がどの位置にどのようになされているかを空間象徴的に解釈する．その際，Grlün-walt提案の空間図式（図6-2）を参考にするとよい．
　図6-3に脳出血後遺症により右片麻痺と失語症をきたし，抑うつ状態を示したO氏のバウムテストの結果を示す．リハビリテーションにより，しだいに回復された心身の状況をバウムテストを通してかなり把握することができる．
　加齢とともにみられるバウムテストによる描画の変化としては下記のようなものがあげられる[24]．
　①樹木の縮小化傾向，樹冠部の豊かさおよび枝，葉，実などの描写における精密さの減少，幹先端の未処理（幹上開）の増加，地平の消

VI. 性格テスト

表6-11　バウムテストの項目一覧表

項　目	内　容	図式的例
①縮小あり（+, ++, +++）	手掌大より小さいものすべてを含む	
②樹高10 cm以下の縮小（++）	樹高10 cm以下5 cmまでのもの	
③樹高5 cm以下の縮小（+++）	樹高5 cm以下のもの	
④縮小なし	①に属さないもの	
⑤はみ出し	画面よりはみ出しのあるもの	
⑥地平あり	地平が描かれているもの	
⑦地平なし（宙づりの木）	地平も幹基部の広がりも根の表現もないもの	
⑧根のみで地平なし	根の描写はあるが，地平の描写のないもの	
⑨幹基部の広がりのみで地平なし	幹基部の広がりがあるが，地平の描写のないもの	
⑩植木鉢	植木鉢に植えられた樹木	
⑪一線幹	幹の描写を1本の線だけで表しているもの	
⑫幹先端完全処理	幹の先端の枝分かれが，完全にされているもの	
⑬幹上を冠がおおう	冠部が線でおおわれているもの	
⑭幹先端一部処理	幹の先端の枝分かれが一部され，残りが開放されているもの	
⑮幹先端完全開放	幹の上端が開放されたままのもの	
⑯幹上直および鋭	幹の先端がハンダづけされたように，または鋭角に閉じられたもの	
⑰幹下直	幹の下端がハンダづけされたように閉じられているもの	
⑱幹下縁立	幹が画用紙の下端から描かれているもの	

(表6-11 つづき)

項　目	内　容	図式的例
⑲幹先端処理判定困難	形態不良のため幹先端がどのように処理されているか不明のもの	
⑳二線幹 ㉑幹表面空白	幹が2線で表されているもの 幹の表面に影や陰がなく空白のもの	
㉒枝なし ㉓枝の数1〜3本 ㉔枝の数4〜10本 ㉕枝の数11本以上	枝のないもの 枝の数が1〜3本のもの 枝の数が4〜10本のもの 枝の数が11本以上のもの	
㉖枝先直	枝の先がハンダづけされたように閉じられているもの	
㉗枝立体描写	枝の三次元的表現のもの	
㉘一線枝 ㉙（全部＋一部）	すべての枝が1線で表されているもの 一部の枝が　〃	㉘
㉚下向枝 ㉛（全部＋一部）	全枝が下向きの枝で表されているもの 一部の枝が　〃	㉚
㉚アーチ状枝 ㉛（全部＋一部）	全枝がアーチ状に下降する枝 一部の枝が　〃	㉚
㉜管状枝 ㉝（全部＋一部）	枝の先が開放され管状を呈するもの （全枝と一部の枝）	㉜
㉞筆圧弱 ㉟筆圧強	筆圧の弱いもの 筆圧の強いもの	
㊱葉・実・花なし ㊲葉のみ ㊳実のみ ㊴花のみ ㊵葉と実 ㊶葉と花 ㊷葉と実と花	葉も実も花も描かれていないもの 樹冠部：枝以外に葉のみのもの 　　〃　　　　　　実のみのもの 　　〃　　　　　　花のみのもの 　　〃　　　　　　葉と実の表現あり 　　〃　　　　　　葉と花の表現あり 　　〃　　　　　　葉と実と花の表現あり	

(表6-11 つづき)

項　目	内　容	図式的例
㊸木としての力動感・生気感あり ㊹木としての力動感にやや欠ける ㊺　〃　　　欠ける	上向枝が多く，全体的に調和性があり，木としての力動感・生気感の感じられるものを力動・生気感ありとした	
㊻木としての形態良好 ㊼　〃　　略良好 ㊽　〃　　やや不良 ㊾　〃　　不良	木としての形態のよいもの 一部に木としての形態のくずれがみられるが略良好なもの 形態のくずれがかなりあるが，一見して木であることがわかるもの 形態不良にて木とは認められないもの	㊼　㊽ ㊾
㊿空間倒置 51（全部＋一部）	実と葉にみられる空間の相互関係を無視して描かれているもの	
52不釣合いに大きい実・葉・花	他に描かれているものに比べ，不釣合いに大きい実や葉や花のあるもの	
53直交枝 54（全部＋一部）	枝分かれしている枝が直角に描かれているもの	
55形態のくずれなし 56形態のくずれ軽度 57形態のくずれあり	形態のくずれが一部にみられるもの 形態のくずれがかなりあるものや形としてほとんどとらえがたいもの	56 57

(小林敏子：バウムテストにみる加齢の研究．精神神経誌，92（1）：24-26, 1990)

　　失，枝立体描写の減少，幹の幅や枝の幅の縮小化，一線枝の増加，下向枝の増加など
②簡略化や象徴的表現
③筆圧の減弱傾向，運筆の勢いの減弱傾向，生気感・力動感の減少傾向など
④空間の使用領域の縮小化，青壮年期に比べて右上，左上，左下など

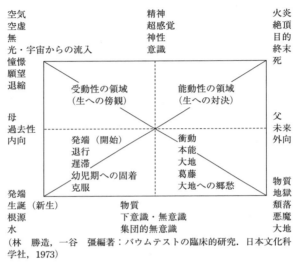

(林 勝造, 一谷 彊編著：バウムテストの臨床的研究. 日本文化科学社, 1973)

図6-2 Grünwaltの空間図式

への偏位傾向（一般には中央を使用する場合が多い）

　認知症高齢者にみられるバウムテストの変化の特徴は次のとおりである．
　①樹木の縮小化（とくに樹高が5cm以下の著しい縮小），地平の消失，一線幹の増加，立体描写の減少，枝の全一線枝化，幹上を冠がおおう木の減少など
　②植木鉢，幹上直および鋭，形態水準の低下（空間倒置，不調和，形態の崩壊など）
　③生気感・力動感の欠如

Ⅵ. 性格テスト　201

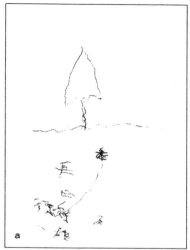

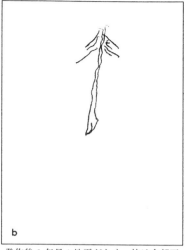

脳出血発作後5か月目：右(利き手)麻痺，失語あり．左手で描く，抑うつ状態を示し，リハビリテーションにものりにくい．

発作後1年目：地平がなく，枝は全部下向している．座位は保てるようになったが，移動に際して介助を要する．

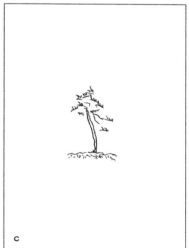

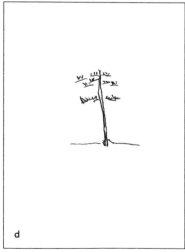

発作後2年目：右片麻痺が残り，左手で描かれた．失語症の改善がみられ，装具をつけての歩行が可能となる．

発作後3年目：管理的な仕事であるが，職場復帰し，電話の取次ぎもできるようになる．

図6-3　O氏のバウムテスト（脳出血後遺症）

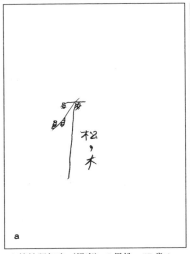

a

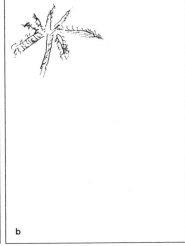

b

血管性認知症（軽度）の男性，77歳：一線幹，一線枝である．枝は下向し，地平はない．縮小（＋），空間倒置あり．

血管性認知症（軽度）の男性，90歳：左上方への偏位あり，地平なし．縮小（＋）形態のくずれ軽度あり．

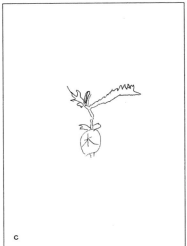

c

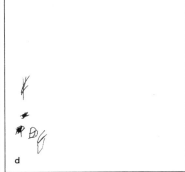

d

アルツハイマー型認知症（中等度）の女性，82歳：縮小（＋），形態のくずれあり．

アルツハイマー型認知症（重度）の女性，78歳：左下への偏位あり．縮小（＋），形態のくずれあり．

図6-4　認知症高齢者のバウムテスト

④空間使用の減少（重度になるほど著しい減少がみられることが多い）と偏位

アルツハイマー型認知症と血管性認知症とを比較すると後者のほうが形態水準の低下を早くからきたしていたり，左上（傍観の領域）へ偏位している場合が多くみられる．アルツハイマー型認知症の軽症期には正常加齢との差を見いだしにくい場合もあるが，縮小や地平の消失，一線幹など精神的に不安定な状況を示すサインがみられるケースが多い．中等度期以降では著しい縮小や形態水準の低下など異常を思わせる種々の指標が多くみられる．

認知症高齢者のバウムテストの結果の一例を図 6-4 に示す．

引用文献
1) 日本版 WAIS-Ⅲ刊行委員会：日本版 WAIS-Ⅲ成人知能検査法；実施・採点マニュアル．日本文化科学社（2006）．
2) 大脇義一：コース立方体組合せテスト使用手引き．三京房（1968）．
3) 髙橋省己：ベンダー・ゲシュタルト・テスト・ハンドブック，増補改訂版．三京房（2011）．
4) Benton AL，高橋剛夫（訳）：BVRT ベントン視覚記銘検査使用手引（増補第 2 版）．三京房（1995）．
5) 本間　昭，福沢一吉，小野寺敦志ほか：Alzheimer's Disease Assessment Scale（ADAS）日本語版の作成．老年精神医学雑誌，3：647-655（1992）．
6) Wechsler D．杉下守弘（訳）：日本版ウェクスラー記憶検査法（WMS-R）．日本文化科学社（2001）．
7) 加藤伸司，下垣　光ほか：改訂長谷川式簡易知能評価スケール（HDS-R）の作成．老年精神医学雑誌，2：1339-1347（1991）．
8) Folstein MF, Folstein SE, McHugh PR："Mini-Mental State"; A practical method for grading the cognitive state of patients for the clinician. *J Psychiatr Res*, 12：189-198（1975）．

9) 森　悦朗, 三谷洋子, 山鳥　重: 神経疾患患者における日本語版 Mini-Mental State テストの有用性. 神経心理学, 1: 82-90 (1985).
10) 福永知子, 西村　健: 日常診療に活かす老年病ガイドブック; 高齢者への包括的アプローチとリハビリテーション. (大内尉義監, 鳥羽研二編) 大阪大学方式, 57-63, メジカルビュー社 (2006).
11) 福永知子: 精神・心理機能評価ハンドブック. (山内俊雄, 鹿島晴雄総編) N-D test, NM スケール, N-ADL, 432-436, 中山書店 (2015).
12) Hughes CP, Berg L, Danziger WL, et al.: A new clinical scale for staging of dementia. *Br J Psychiatry*, 140: 566-572 (1982).
13) Reisberg B, Ferris SH, Amand R, et al.: Functional staging of dementia of Alzheimer type. *Ann N Y Acad Sci*, 435: 481-483 (1984).
14) 小林敏子, 播口之朗, 西村　健ほか: 行動観察による認知症患者の精神状態評価尺度 (NM スケール) および日常生活動作能力評価尺度 (N-ADL) の作成. 臨床精神医学, 17: 1653-1668 (1988).
15) Zung WWK: A self-rating depression scale. *Arch Gen Psychiat*, 12: 63-70 (1965).
16) Hamilton M: A rating scale for depression. *J Neurol Neurosurg Psychiat* 23: 56-62 (1960).
17) Sheik JI, Yesavage JA: Geriatric Depression Scale (GDS); Recent evidence and development of a shorter version. *In* A Guide to Assessment and Intervention, ed. by Brink TL, 165-173, Hawthorn Press, U.K. (1986).
18) Rorschach H: Psychodiagnostik. 9 durchgeschene Aufl. (Iste Aufl. 1921) Hans Huber (1941). (鈴木睦夫訳: 新・完訳精神診断学 (付) 形態解釈実験の活用. 金子書房, 1998).
19) Ames LB, et al. (黒田健次, 日比裕泰, 大島晴子訳): 高齢者の心理臨床学; ロールシャッハ・テストによる. ナカニシヤ出版 (1993).
20) 下仲順子, 中里克治: 老人のロールシャッハ反応における加齢と痴呆要因の研究. ロールシャッハ法研究, 33; 129-144 (1991).
21) 篠田美紀: 脳血管痴呆とアルツハイマー型痴呆の相違. (小林敏子編) 高齢者介護と心理, 32-49, 朱鷺書房 (2000).
22) 日下菜穂子: PAAM テストを通してみた高齢者の心. (小林敏子編) 高齢者介護と心理, 50-60, 朱鷺書房 (2000).
23) Koch K: Der Baumtest; Der Beziehungsversuch als Psychodiagnostisches

Hilsmittel. 3. Aufl. Hans Huber, Bern Stuttgart Wein（1957）.
（岸本寛史，中島ナオミ，宮崎忠男訳：バウムテスト心理的見立ての補助手段としてのバウム画研究．誠信書房，2010）．
24）小林敏子：バウムテストにみる加齢の研究；生理的加齢とアルツハイマー型痴呆にみられる樹木画の変化の検討．精神神経学雑誌，92（1）：22-58（1990）．
25）国吉政一，林　勝造，一谷　彊ほか：バウムテスト整理表．日本文化科学社（1980）．

あとがき

　認知症の人のケアに長年携わって感じられますことは，ここ 20 数年間の高齢者の素晴らしい体力の向上・長寿化と認知症高齢者の高齢化とその人数の増加，そして，社会的介護ニーズの増大です．

　受診や相談をされる認知症の人が多い年代層は 1980 年代には 70 歳代でしたが，1990 年代には 80 歳代が多くなり，2010 年代では 80 歳代後半から 90 歳代が多くなってきています．認知症の人が介護を受けている場所も 1990 年には在宅が 74％，施設が 26％でありましたが，介護保険施行後の 2012 年には在宅 50％，施設 50％となり，在宅で介護を受けている人は 73.9 万人から 140 万人と約 2 倍弱へと増加し，施設介護など在宅以外で介護を受けている人は 25.5 万人から 140 万人へと約 5.5 倍に増えています．

　介護保険によるサービス利用で，在宅介護者も少しは息抜きができ，何とか介護を続けようと頑張っておられますが，長期にわたる介護に介護者が耐えきれなくなられることがしばしば見受けられます．施設では入所者の 8～9 割が認知症であるところが多く，施設のスタッフはさまざまな工夫をして，何とか安全に，穏やかな潤いのある生活を送っていただきたいと努力を重ねていますが，人手不足でケア提供者のほうが倒れそうであるというのが実情です．

　90 歳前後まで元気で長生きをしたあと，温かい介護を受けて，そして安らかなお迎えがほしいものですが，今後も増加が予想される認知症の人のケアがゆとりをもってなされるような体制にならなければむずかし

いようにも思われます．高齢者ケアに携わる介護職，医療職，関連スタッフの方々，そして高齢者の医療や福祉などについて学ばれている方々にこの小冊子を読んでいただき，認知症の人の心のあり様を理解するうえで役立つことを願っています．

　本書を著すにあたり，元大阪大学医学部精神医学教室の武田雅俊先生をはじめ多くの先生方の長年のご指導に深謝する次第です．ロールシャッハテストについてご指導いただいた故辻悟先生，飯田美智子先生，下仲順子先生，篠田美紀先生，バウムテストをご指導くださった故津田浩一先生，山下真理子先生，藤野久美子先生，PAAMをご紹介いただいた日下菜穂子先生，大阪市高齢者総合相談情報センターやご協力くださった施設のスタッフの方々，大阪市立弘済院の職員の方々，種々の情報をご提供くださったご家族や高齢者の皆様にお礼を申し上げます．

　そして，2009年5月にご逝去されました大阪大学名誉教授の西村健先生には，長年にわたり私どもを終始温かく見守り教え導き育ててくださいましたことに心から感謝申し上げます．

　最後に，この著書の発行にお力添えくださった（株）ワールドプランニングその他関係者各位にお礼を申し上げます．

2015年12月

福　永　知　子
小　林　敏　子

著者略歴

小林　敏子
（こばやし　としこ）

1936 年	東京に生まれる
1963 年	京都大学医学部卒業
	西山病院，京都府立身体障害者福祉センターを経て
1976 年	大阪市立弘済院附属病院勤務
1979 年	大阪大学医学部精神医学教室にて研究に従事
1997 年	大阪市立弘済院附属病院退職（副院長兼精神内科部長）
	関西福祉大学教授
2002 年	同大学退職，大阪人間科学大学教授
2005 年	大阪人間科学大学退職
	平成福祉会新高苑管理医，2010 年より嘱託医
2010 年	社会福祉法人育徳園嘱託医，現在に至る
	認知症の人と家族の会会員，アサヒ老人家族相談室相談員（1980～1993），日本老年精神医学会専門医・特別会員，日本認知症ケア学会特別会員，高齢社会をよくする女性の会・大阪代表（2001 年～現在に至る）
専　門	老年精神医学，特に認知症高齢者や障害をもつ高齢者の介護問題
主な著書	「痴呆性老人の介護」中央法規出版 1988，「高齢者のための知的機能検査の手引き」ワールドプランニング 1991（以上，共著） 「アルツハイマー病介護マニュアル」日本評論社　1993（監訳） 「高齢者介護と心理」朱鷺書房 2000（著編） 「痴呆介護の手引き」ワールドプランニング 2003（編著） 「痴呆を生きる人とのコミュニケーションマニュアル」じほう 2004（監訳） 「認知症の人の心理と対応」ワールドプランニング 2009

福永　知子
（ふくなが　ともこ）

1946 年	大阪に生まれる
1969 年	関西学院大学文学部心理学科卒業
	大阪大学医学部附属病院精神神経科臨床心理職員を経て
現　在	大阪大学大学院医学系研究科精神医学教室　助教
専　門	臨床心理学
主な著書	「ロールシャッハ・スコアリング―阪大法マニュアル」金子書房 1999，「高齢者介護と心理」朱鷺書房 2000，「現代老年精神医療」永井書店 2005，「『認知症』看護のための最新医学講座」中山書店 2005，「高齢者への包括的アプローチとリハビリテーション」メジカルビュー社 2006（以上　共著）

改訂　認知症の人の心理と対応

2016年2月20日　第1版第1刷発行

定　価	本体 2,200 円＋税
著　者	小林敏子／福永知子
発行者	吉岡正行
発行所	株式会社　ワールドプランニング
	〒162-0825 東京都新宿区神楽坂 4-1-1
	TEL：03-5206-7431　FAX：03-5206-7757
	E-mail：world@med.email.ne.jp
	http://www.worldpl.com
	振替口座 00150-7-535934
デザイン	寄国　聡
印　刷	三報社印刷株式会社

Ⓒ 2016, Toshiko Kobayashi
ISBN 978-4-86351-106-4